Pilates Minute

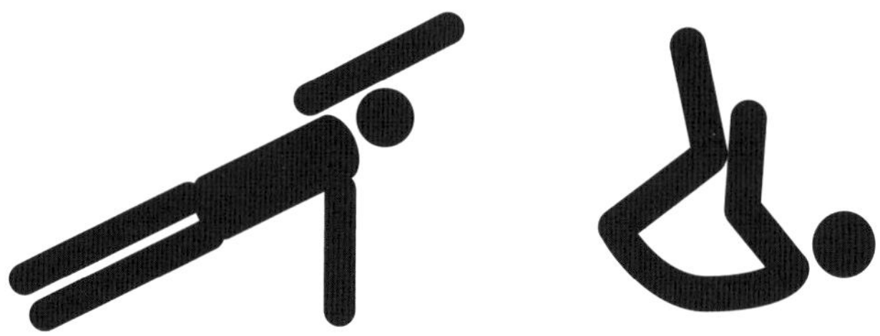

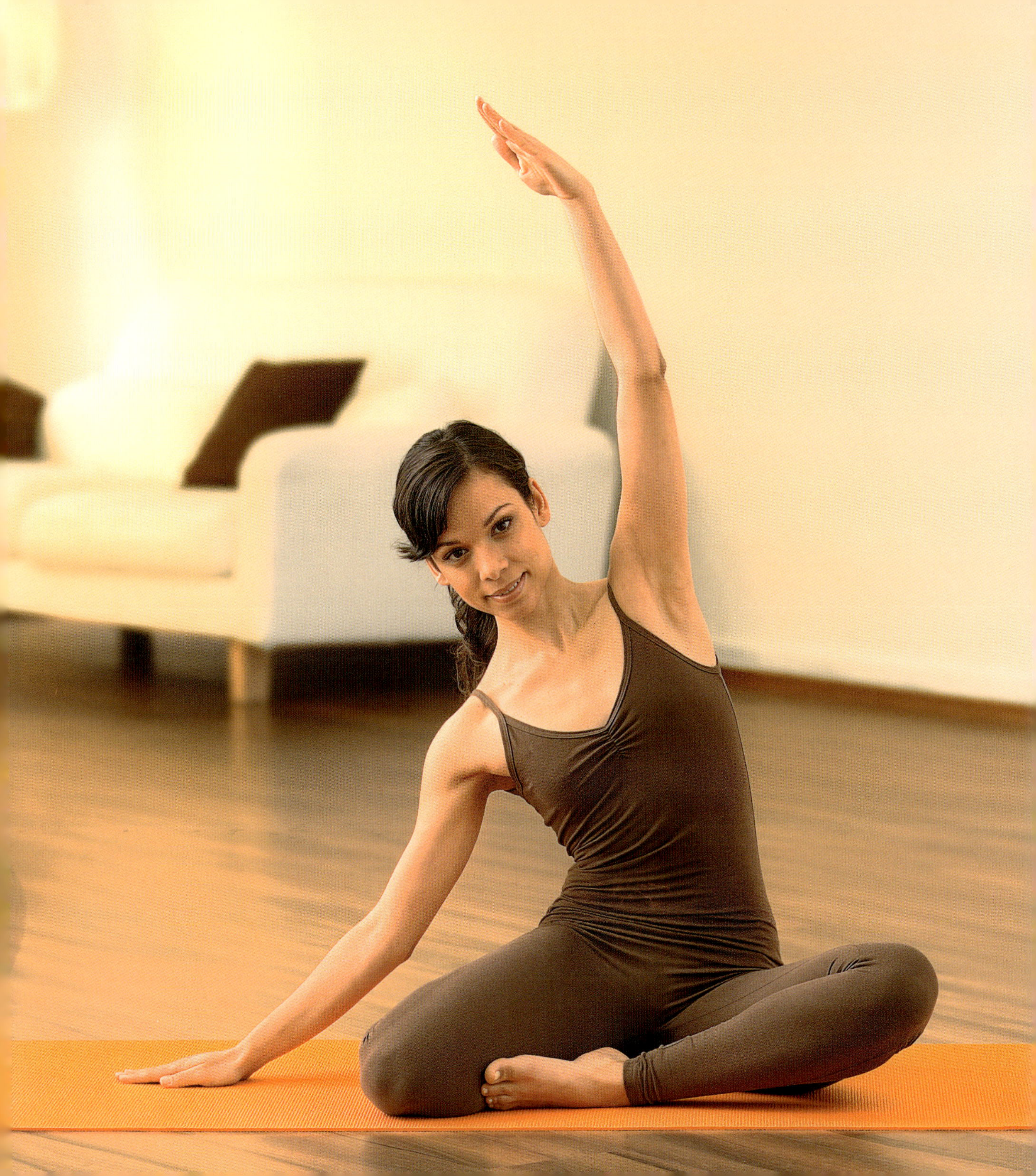

Amiena Zylla / Wolfgang Mießner

Pilates Minute

Petits exercices au quotidien

Sommaire

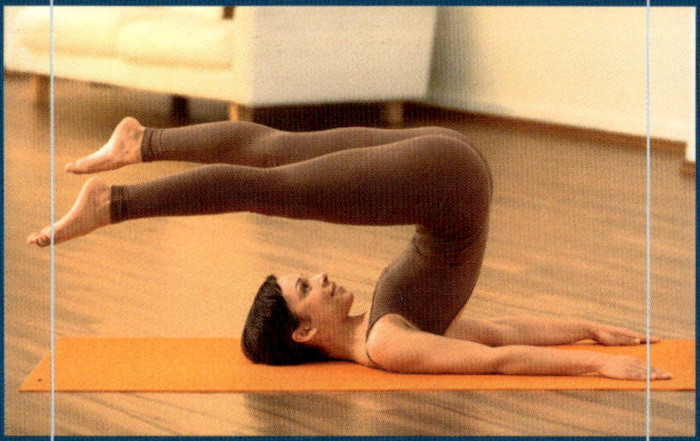

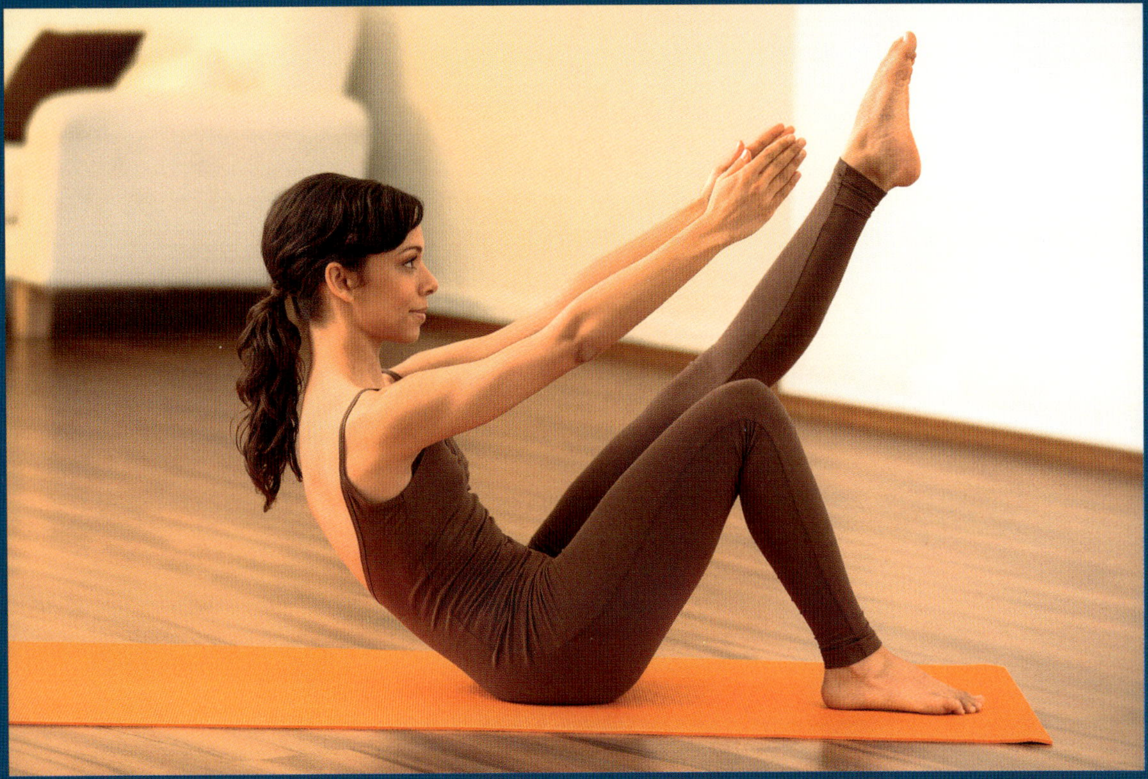

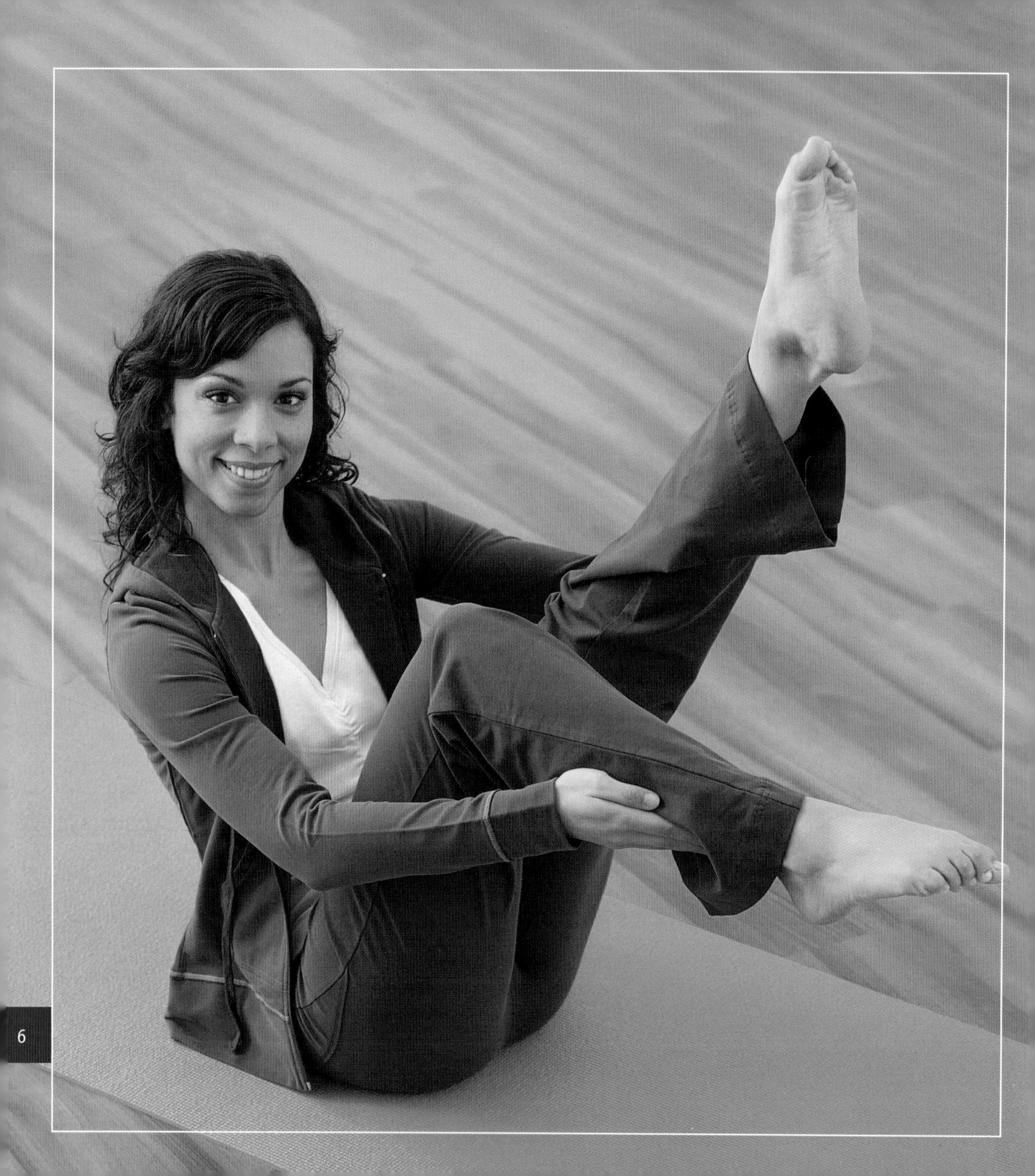

Pilates Minute
Ce que vous devez savoir

Le Pilates

Vous avez sûrement déjà entendu parler de la méthode d'entraînement Pilates ou bien même l'avez-vous déjà essayée personnellement dans un club de sport ou un centre spécialisé. De nombreux médecins recommandent le Pilates, les physiothérapeutes l'utilisent dans leur travail, les professeurs de bien-être ou de yoga y puisent des éléments intéressants qu'ils intègrent dans leurs cours. Le Pilates est sur toutes les bouches. Mais qu'a-t-il de si particulier ? Pourquoi cette méthode d'entraînement trouve-t-elle, à notre époque, une reconnaissance jamais égalée, alors qu'elle existe déjà depuis près d'un siècle ?

Cet ouvrage vous apportera des réponses essentielles à ces questions, que ce soit théoriques ou pratiques, sous la forme de « Quickies », simples et rapides, mais suffisamment détaillés.

La partie pratique, riche et variée, vous permettra de vous familiariser avec l'entraînement petit à petit, du niveau Débutant jusqu'au niveau Avancé. Grâce à un entraînement régulier et à l'expérience qui en découlera, les questions éventuellement restées en suspens trouveront, d'elles-mêmes, des réponses pratiques. C'est parti !

> *« Après dix heures, vous vous sentez mieux ; après vingt heures, votre silhouette est plus belle ; après trente heures, vous avez un tout nouveau corps ».*
>
> *Joseph H. Pilates*

QUI ÉTAIT JOSEPH H. PILATES ?

Joseph Pilates est né en Allemagne en 1880. Dès son enfance, il souffre de rachitisme, d'asthme et de fièvre rhumatismale. Cependant, ne pouvant se résoudre à vivre malade, il étudie des ouvrages d'anatomie et observe des heures durant les mouvements des animaux dans la forêt. En outre, Joseph Pilates s'essaye activement à diverses pratiques sportives, telles que le culturisme, la gymnastique, l'escrime et la boxe. Les résultats ne se font pas attendre. À quatorze ans, son corps s'est tellement développé et musclé, qu'il devient modèle pour dessins de planches anatomiques, pour arrondir ses fins de mois. Il commence à s'intéresser aux méthodes d'entraînement en provenance d'Extrême-Orient. Il est tout particulièrement fasciné par la concentration, le contrôle de l'esprit et le rôle crucial de la respiration qu'elles requièrent. Petit à petit, Joseph Pilates développe sa propre méthode

> *« Il aura fallu 50 ans avant que ma méthode ne soit comprise. »*
> *Joseph H. Pilates*

d'entraînement, qui se fonde principalement sur une succession de mouvements précis et contrôlés. Ainsi naît son concept de mouvement orienté vers la santé, qu'il nomme « Contrology ».

En 1912, Pilates part pour l'Angleterre, où il travaille, entre autres, comme boxeur et entraîneur en self-défense pour Scotland Yard. Après la Première Guerre Mondiale, il retourne d'abord en Allemagne, avant de s'exiler aux États-Unis en 1923. Au cours de son voyage vers New York, Joseph Pilates fait la connaissance de Clara, une jeune infirmière, qui deviendra sa femme. Elle se laisse séduire par son enthousiasme, apporte à la « Contrology » son aspect médical et peaufine la méthode d'entraînement. Joseph Pilates ouvre son premier centre sur Broadway, où il commence à enseigner sa méthode, nouvelle et originale. Peu de temps après, elle trouve des adeptes parmi les grandes figures de la danse, de l'art et du théâtre. Afin de rendre ses principes accessibles à un public encore plus large, Joseph Pilates écrit en 1945 son œuvre maîtresse, intitulée « Return to Life through Contrology » (Une nouvelle vie grâce à la contrologie). Il y décrit essentiellement son programme d'exercices

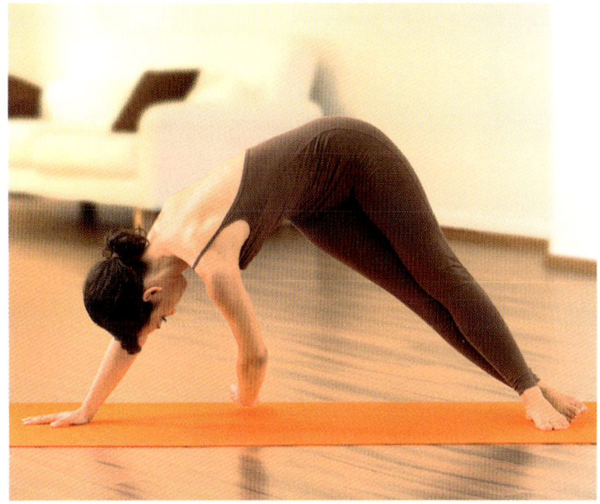

Le programme classique est constitué d'exercices au sol.

au sol, qui, encore de nos jours, est enseigné dans le monde entier comme « programme au sol » classique. Joseph Pilates entraînera et formera sa clientèle jusqu'à un âge avancé, avant de mourir, en 1967 à New York, à 86 ans.

L'ENTRAÎNEMENT AUJOURD'HUI

La méthode d'entraînement de Joseph Pilates convient à notre société actuelle plus qu'à toute autre. De nombreuses personnes, dont les rangs grossissent constamment, ont compris qu'on ne peut pas continuellement aller « plus haut, plus vite, plus loin » et que la formule largement répandue « no pain, no gain » doit subir une profonde remise en question. Le travail de Joseph Pilates se base sur une évolution des mentalités et un nouveau rapport au corps. Son entraînement n'est pas du bodybuilding, et pourtant il renforce nos muscles. Il ne s'agit pas de stretching, et pourtant il rend nos muscles plus souples. Il ne constitue pas non plus une nouvelle méthode de relaxation et pourtant il s'avère être un bon exutoire au stress de nos vies quotidiennes. Enfin, ce n'est pas non plus une gymnastique de santé ou de rééducation, et pourtant il fait partie, depuis longtemps, des méthodes standards utilisées par de nombreux physiothérapeutes. Désignons cela simplement comme une sorte de « gymnastique de précision » qui permet au corps de fusionner avec la respiration et l'esprit. L'entraînement a fait ses preuves depuis des décennies. L'hypothèse selon laquelle le Pilates ne serait qu'une nouvelle tendance du Fitness parmi tant d'autres, amenée à disparaître un jour, peut être réfutée sans problème. Au contraire : de l'avis des entraîneurs et des dénicheurs de tendance, le Pilates va continuer à se répandre et remplacer les concepts d'entraînement traditionnels, sudorifiques et anxiogènes.

LES BIENFAITS DE LA MÉTHODE PILATES

Fondamentalement, le Pilates convient à toute personne désireuse de faire quelque chose pour sa forme, sa santé et plus particulièrement sa posture. Pour expérimenter les sensations corporelles toutes nouvelles que le Pilates peut procurer, il suffit d'un simple tapis d'exercice. L'entraînement se compose de mouvements doux et pourtant très efficaces. Le fait de travailler dans la concentration permet, sur le plan mental, d'être extrêmement détendu. Certains prétendent même que le Pilates serait un nouvel art de vivre. Lorsque l'on pense à la manière dont nous maltraitons notre corps, en lui infligeant des charges peu équilibrées, des heures passées en position assise, un quotidien sédentaire et des respirations peu profondes et que, grâce au Pilates, il est possible d'atteindre une nouvelle conscience, on ne peut que souscrire à cette thèse.

L'entraînement régulier permet :

- de renforcer tout particulièrement les muscles profonds stabilisateurs et d'étirer les muscles superficiels,
- de nous rendre plus souples et plus mobiles,
- de consolider notre conscience vis-à-vis de notre corps et de développer notre capacité à nous relaxer,
- d'améliorer sensiblement notre respiration,
- de dénouer les contractions,
- d'améliorer notre posture générale et notre économie de mouvement,
- de parvenir à un équilibre vis-à-vis de la charge monotone du travail, du quotidien, du sport,
- d'embellir notre silhouette,
- d'avoir, enfin, tout simplement la pêche.

LE PILATES MINUTE

La méthode de contrologie inventée par Joseph Pilates occupe, à notre époque, une position cruciale parmi les multiples entraînements et thérapies existants. Cependant, il n'est absolument pas question de vitesse, comme le terme « Quickies » pourrait le laisser supposer, mais d'efficacité et d'économie. « Faire beaucoup avec peu » - cette formule convient mieux. Étant donné que la plupart des exercices de Pilates, contrairement à ceux de la gymnastique visant la colonne vertébrale ou la silhouette, ne sollicitent pas uniquement quelques muscles, mais font constamment appel à plusieurs muscles de mouvement et de posture à la fois, il suffit de peu de temps pour réaliser un programme d'exercices efficace. Dans le cadre d'un programme de bodystyling, par exemple, il faut effectuer cinq exercices pour atteindre un but précis, alors qu'il suffit, avec la méthode Pilates, de n'en faire qu'un ou deux. En travaillant quotidiennement, des séances de 5 à 15 minutes sont parfaitement suffisantes. Dans cet ouvrage, nous avons classé les exercices en trois niveaux de difficultés. Le niveau Débutant (▶) convient à toute personne qui connaît les principes et les termes du Pilates de la page 12 et qui a fait les exercices préparatoires qui y sont décrits. Une fois que les exercices pour débutant sont assimilés, vous pourrez passer à l'étape supérieure, à savoir les exercices du niveau Intermédiaire (▶▶). Enfin, en ce qui concerne le niveau Avancé (▶▶▶), il vous faudra, pour l'atteindre, connaître l'ensemble des exercices, vous être entraîné régulièrement durant quelques mois et ne souffrir d'aucune douleur. Les personnes ayant atteint ce dernier niveau devront toutefois régulièrement reprendre les séries d'exercices Débutant et Intermédiaire, et les Intermédiaires devront refaire la série Débutant, afin de consolider leur apprentissage et de perfectionner leur technique. C'est la seule façon de renforcer et de muscler la partie médiane de votre corps, partie qui vous sera d'une aide cruciale dans l'ensemble des exercices. Pour commencer, choisissez les exercices qui vous conviennent le mieux et qui ont les effets que vous recherchez. Au début, faites un exercice par jour et tenez ce rythme. L'envie d'en faire plus vient exclusivement du fait que votre corps va se rendre compte du bien immense que lui procure le Pilates.
Pour que sa méthode fonctionne, Joseph Pilates a développé, parallèlement aux mouvements, différents principes de base et termes particuliers qu'il vous faut connaître avant de commencer l'entraînement. Ceux-ci sont clairement expliqués dans les pages qui suivent. Prenez un peu de temps pour les assimiler. Vous verrez, ça en vaut la peine !

Le Pilates se fonde sur les principes de la respiration, du centrage, de la précision, de la concentration, de la fluidité des mouvements et du contrôle.

Les principes Pilates

LA RESPIRATION

Inspirer et expirer profondément et totalement permet d'approvisionner notre corps en oxygène frais, de redonner à l'ensemble de notre système l'énergie dont il a besoin et de le revigorer. Utiliser la bonne méthode de respiration durant l'entraînement, à savoir inspirer par le nez et expirer par la bouche, aide à activer les muscles profonds et à effectuer les mouvements avec précision et sans peine.

LE CENTRAGE

Chaque mouvement prend sa source dans la partie médiane du corps, aussi appelé Powerhouse, composée principalement des muscles transverses du ventre et des muscles du bassin. Il est possible de contrôler ce centre de force, de manière réfléchie. C'est l'une des caractéristiques notables du Pilates.

LA FLUIDITÉ DES MOUVEMENTS

Le Pilates se différencie des autres techniques d'entraînement plus « dures » par l'emploi de mouvements dynamiques fluides, sans à-coups et souples. Le rythme de la respiration et la fluidité des mouvements se coordonnent et les effets positifs de cette association se ressentent sur tous vos mouvements du quotidien.

LA PRÉCISION

Effectuer les exercices de manière précise augmente leur efficacité et leurs effets. C'est pourquoi vous ne devez omettre aucun détail, même minime, car c'est d'abord la somme de ces détails qui permet d'atteindre le résultat souhaité. Gardez toujours en mémoire ce leitmotiv : la qualité avant la quantité.

LA CONCENTRATION

C'est l'esprit qui contrôle le corps. En se concentrant et en faisant abstraction du monde extérieur, on peut mieux se mouvoir, rester centrés sur soi-même et se relaxer plus facilement. Pour cela, nous vous proposerons des images mentales qui pourront vous aider à effectuer chaque exercice.

LE CONTRÔLE

Lors d'un entraînement, il est nécessaire de contrôler son esprit et son corps. Chaque mouvement doit être effectué de manière réfléchie et contrôlée. Rien n'est laissé au hasard. De la sorte, on évitera les mouvements involontaires, mauvais ou superflus. Contrôlez-vous et ne vous laissez pas contrôler.

Les bases « pratiques »

LA BONNE RESPIRATION

Afin que vous puissiez utiliser la bonne respiration lors de votre séance de Pilates, nous avons intégré à nos cours un nouveau concept qui vous sera utile au quotidien. En règle générale, la bonne respiration en Pilates se fait par les flancs. De nombreux spécialistes appellent cela la respiration thoracique ou costale. Mais pourquoi conseillons-nous également aux débutants de respirer par le ventre ?

Notre respiration au quotidien est peu profonde, courte et a le plus souvent lieu uniquement dans la partie haute de la cage thoracique. Pas l'ombre d'une respiration profonde. Avec ce type de respiration, notre corps n'est que pauvrement approvisionné en oxygène, ce qui engendre troubles de la concentration, maux de tête et tensions au niveau de la nuque. Il nous semble donc important de commencer par vous réapprendre à respirer profondément, dans la région du ventre et du bassin. En vous lançant directement dans le Pilates avec la respiration thoracique, vous risqueriez de souffrir de tensions supplémentaires.

> Les **débutants** doivent s'entraîner en utilisant la respiration par le ventre, ou respiration diaphragmatique.
> Les **intermédiaires** doivent transiter entre la respiration par le ventre et la respiration par les flancs, chacun à leur façon.
> Les **experts** doivent travailler en utilisant uniquement la respiration par les flancs, ou respiration thoracique.

Respiration par le ventre pour les Débutants

Lors de la respiration par le ventre, le diaphragme, muscle majeur du processus de la respiration, entre en action. Chez de nombreuses personnes, ce muscle est atrophié et mal entraîné. Lorsque l'on respire par le ventre, premièrement, nous réapprenons enfin à respirer profondément, deuxièmement, nous entraînons notre diaphragme, et troisièmement, nous permettons à notre organisme de faire le plein d'oxygène frais, base de la vie.

Le diaphragme est bombé, comme une peau retournée, au-dessus de l'abdomen. En haut, il est relié à nos poumons. En inspirant, on active le diaphragme, qui descend, exerçant alors une pression sur l'abdomen et le poussant vers l'avant. Le ventre bouge également, c'est la raison pour laquelle on parle de « respiration par le ventre ». Lors de l'expiration, le diaphragme se détend, les abdominaux redeviennent plats. Essayez cette respiration en effectuant l'exercice décrit en page suivante.

Idée : A l'inspiration, vous avez l'impression que votre corps contient un ballon de baudruche. À l'expiration, soufflez devant un miroir, qui se couvrira alors de buée.
Remarque : Si, au début, vous êtes pris de vertige, c'est normal. Votre organisme doit déjà s'habituer à recevoir davantage d'oxygène. Après quelques jours, cela passera. Le cas échéant, inspirez et expirez moins profondément. Important : Dans la respiration par le ventre, la cage thoracique ne se dilate pas !

- Faites cet exercice assis sur une chaise ou au sol, ou bien encore couché.

Posez la main droite à plat sur votre nombril et la gauche au milieu de votre thorax.

Inspirez maintenant par le nez et essayez de faire descendre votre respiration profondément, jusque dans votre bassin. Le ventre se bombe alors vers l'avant.

- Expirez alors par la bouche, mâchoire desserrée et lèvres souples : les abdominaux se détendent et le ventre retrouve sa position initiale. Continuez environ 1 minute.

La respiration par le ventre vous accompagne dans tous les exercices pour débutants. La respiration thoracique, expliquée ci-après, ne vous intéressera vraiment qu'aux niveaux supérieurs.

Respiration par les flancs pour les Experts

Dans la respiration par les flancs, on respire au niveau de la cage thoracique, plus exactement à l'aide de la musculature intercostale. Ces muscles sont situés entre les côtes et élargissent la cage thoracique lors de l'inspiration, pour que nos poumons puissent se remplir d'oxygène. Il est alors possible de garder les muscles du ventre contractés

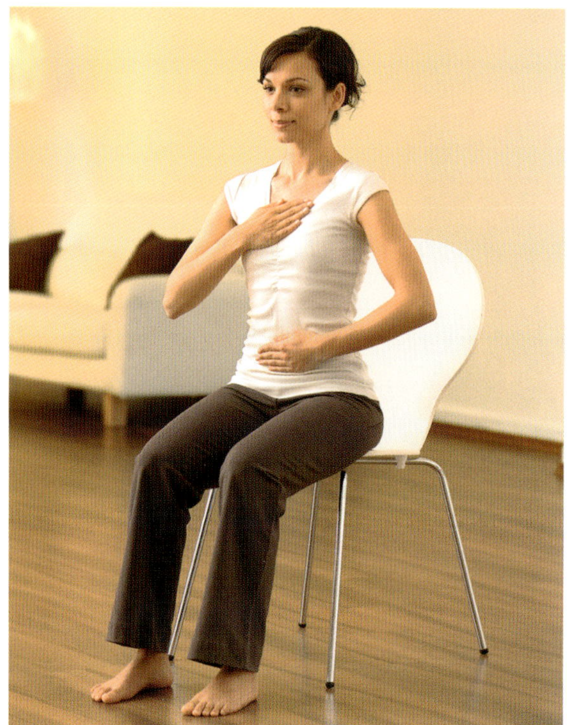

Lors de la respiration par le ventre, la cage thoracique et surtout les épaules restent souples et détendues.

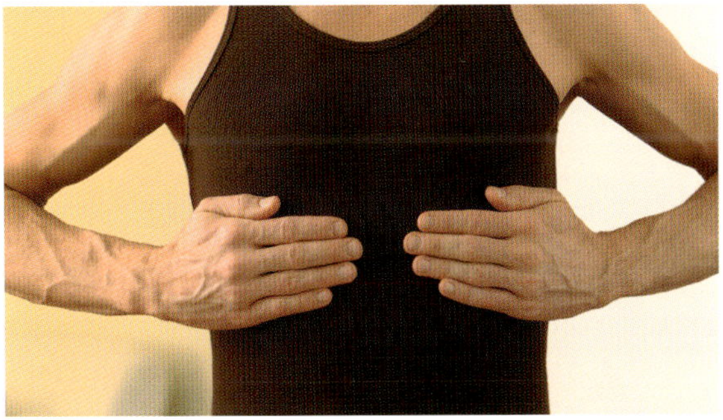

À l'inspiration, la cage thoracique s'élargit vers les côtés.

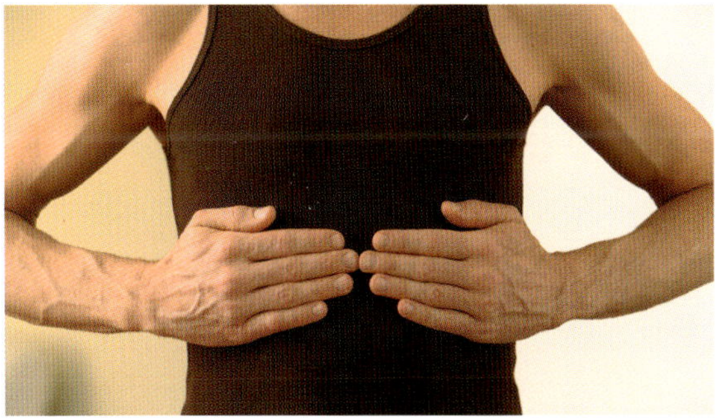

À l'expiration, les côtes se rapprochent de nouveau.

lors des exercices et ainsi de maintenir le Powerhouse activé (nous reviendrons là-dessus plus tard). L'exercice suivant vous permettra de mieux comprendre la respiration par les flancs.

- Effectuez cet exercice assis ou couché. Posez vos mains à plat sur la partie basse de votre cage thoracique, les bouts de vos majeurs se touchant légèrement. L'auriculaire se trouve en dessous de la dernière côte. Maintenant, inspirez par le nez. Le bas de la cage thoracique (arc costal) s'élargit et les doigts s'éloignent les uns des autres. Le ventre reste quant à lui plat.
- À l'expiration, la cage thoracique se détend et les doigts se rapprochent alors.

Alternance pour les Intermédiaires

Les débutants maîtrisent la respiration par le ventre, les experts, celle par les flancs. Les personnes du niveau intermédiaire, qui ne sont plus des débutants, mais pas encore des experts, doivent se diriger peu à peu vers l'utilisation de la respiration thoracique. Ils vont se rendre compte que, dans certains exercices, la respiration par le ventre leur convient mieux, et que, dans d'autres, ils sont plus à l'aise avec la respiration par les flancs. Alternez ces deux méthodes respiratoires aussi longtemps que vous voulez, jusqu'à ce que vous parveniez à utiliser la respiration thoracique dans l'ensemble des exercices pour débutants et pour intermédiaires. C'est le principe de base pour bien effectuer tous les exercices du niveau avancé.

Idée : A l'inspiration, les mains se déplacent vers l'extérieur comme une porte coulissante à deux battants. À l'expiration, les côtes reviennent à leur position initiale et la porte se referme. La respiration s'écoule dans le bassin comme dans un entonnoir.
Remarque : Lors de l'inspiration, les épaules et le cou restent détendus. Essayez de développer la cage thoracique vers les côtés et non de la pousser vers l'avant.

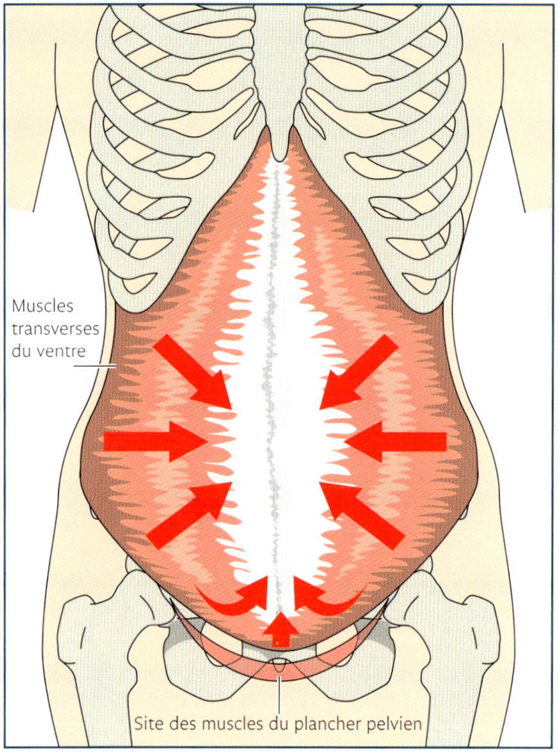

Un centre du corps puissant - Les flèches indiquent la direction des forces des muscles profonds du ventre et du bassin.

LA CEINTURE DE FORCE

Réalisez chaque exercice en maintenant votre ceinture de force bien stable. C'est cette stabilité qui vous permet d'effectuer des mouvements précis et contrôlés. La ceinture de force, constituée des muscles transverses du ventre, agit comme une sorte de corset. Elle forme, avec les muscles du plancher pelvien, ce qu'on appelle le « Powerhouse ».
Elle permet de stabiliser la taille et aide à toujours initier les mouvements à partir du centre du corps, pour les laisser ensuite se développer en périphérie.

Les exercices de base qui suivent vous permettront de mieux appréhender votre Powerhouse.

- Asseyez-vous le dos bien droit (sur une chaise ou au sol) et posez la main droite sur votre ventre, entre le nombril et le bassin. Inspirez. Expirez par la bouche tout en rentrant le plus possible votre nombril vers la colonne vertébrale. La partie basse de votre ventre se déplace vers l'intérieur - ce mouvement est nettement visible. Simultanément, activez les muscles du plancher pelvien. Cette action, quant à elle, n'est pas visible de l'extérieur, car elle a lieu à l'intérieur de votre corps. Lorsque vous bandez les muscles de votre plancher pelvien, vos fessiers restent bien relâchés. L'exercice est correctement effectué lorsque vous avez l'impression que votre plancher pelvien se soulève légèrement et que les ischions se rapprochent l'un de l'autre. Ainsi, on obtient globalement un « centre du corps stable » - le Powerhouse est activé. Les débutants relâchent leur Powerhouse en inspirant et le réactivent en expirant.

Idée : Le plancher pelvien est comme un ascenseur, qui monte lors de la contraction. Arrêtez-vous toujours au deuxième des cinq étages possibles.

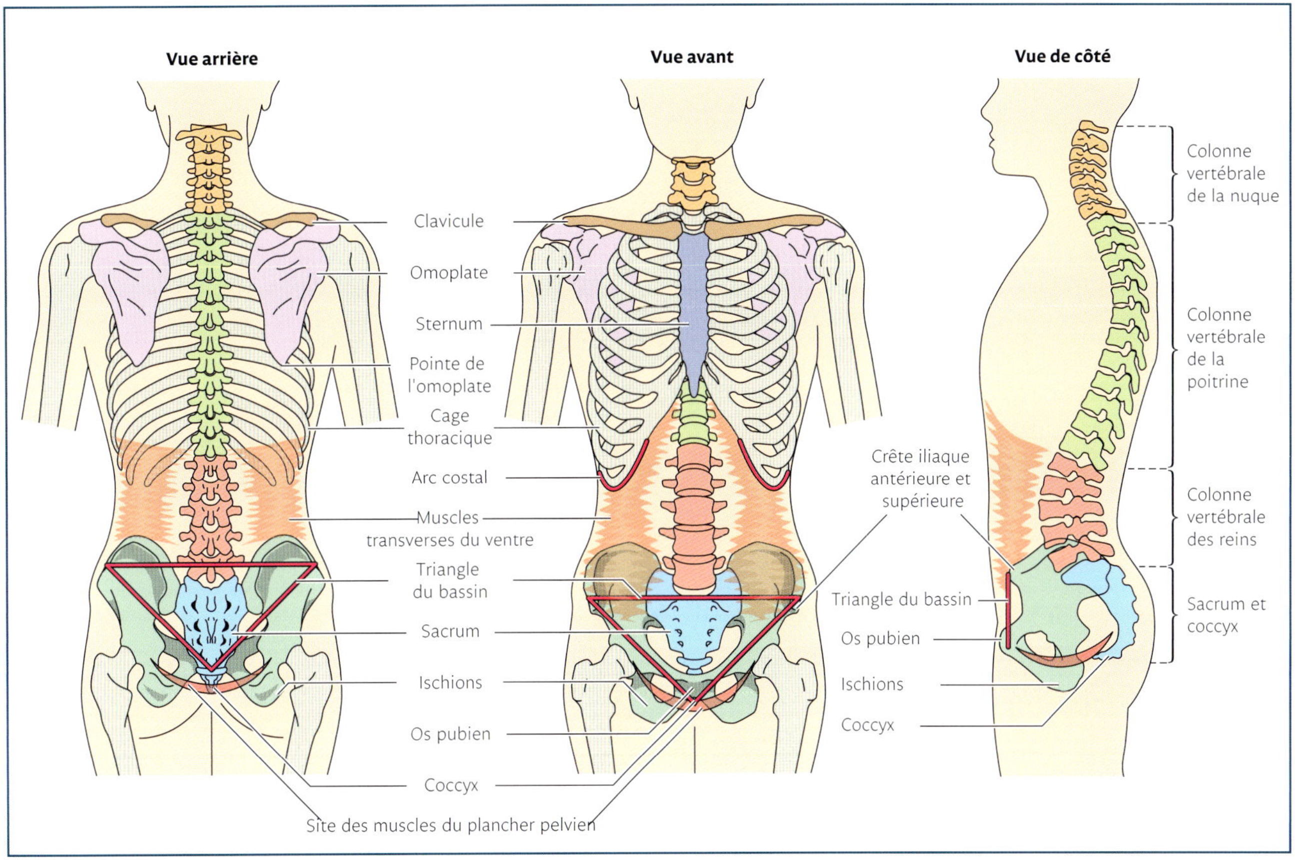

Vue d'ensemble des principaux points de référence pour le Pilates

Les experts, qui travaillent avec la respiration thoracique, gardent leur Powerhouse activé en permanence, dans tous les exercices de Pilates. Entraînez-vous avec assiduité !

Lorsque vous maîtriserez les exercices du niveau précédent, vous pourrez commencer à coordonner la respiration (par le ventre ou les flancs) avec l'activité du Powerhouse, c'est-à-dire relâcher le Powerhouse à l'inspiration et le réactiver à l'expiration. Les débutants utilisent la respiration par le ventre, les intermédiaires et les experts la respiration par les flancs.

LE LANGAGE PILATES

Désormais, il ne vous manque plus que quelques notions et mots-clés importants qui reviennent fréquemment dans les énoncés des exercices, vous pourrez vous lancer ! Grâce à ces termes, vous aurez une vision rapide et précise de la position exacte à adopter et des différents mouvements à effectuer.

Bassin et colonne vertébrale en position neutre

La position physiologiquement correcte du bassin et de la colonne vertébrale est appelée « position neutre ». Pour la colonne vertébrale, l'oscillation naturelle en double S est définie comme neutre. Concernant le bassin, trois points ont une importance capitale : le pubis et les deux épines iliaques antéro-supérieures du bassin (on peut les trouver facilement en tâtonnant). Ces trois points sont reliés par le « triangle du bassin » imaginaire (voir page 17).

Le bassin est en position neutre quand :

- en position couchée, le triangle du bassin est parallèle au sol,
- en position debout, le triangle du bassin est orienté verticalement.

La position du bassin influe toujours sur la colonne vertébrale, car ils sont directement reliés l'un à l'autre par le sacrum.

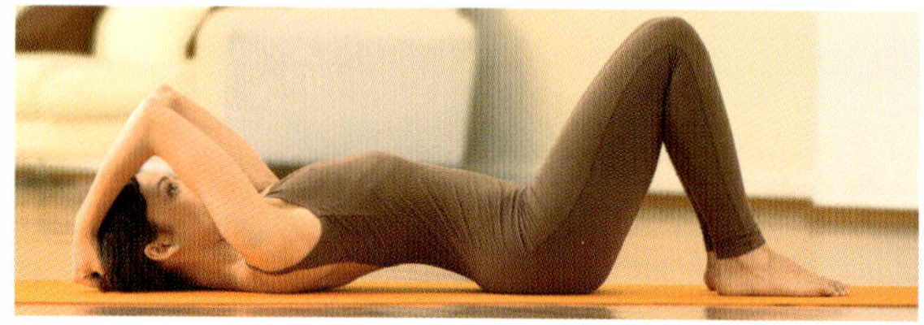

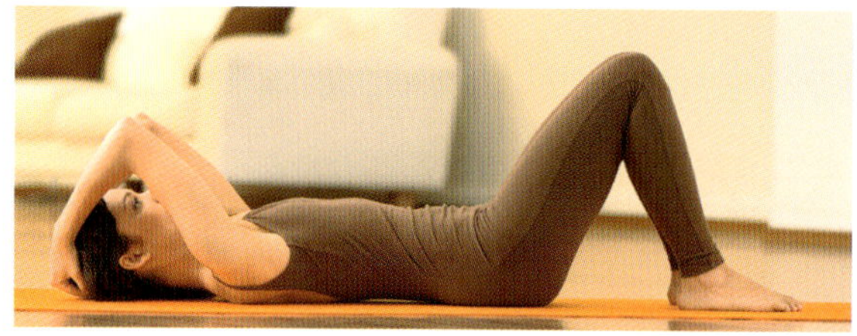

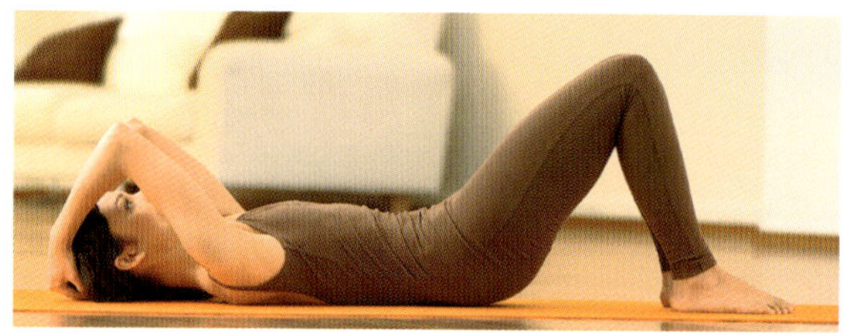

En haut : colonne vertébrale cambrée et bassin « basculé »
Au milieu : bassin et colonne vertébrale neutres
En bas : colonne vertébrale voûtée et bassin « redressé »

Sur les photos ci-dessus, vous pouvez voir :

- une position dans laquelle le bassin et la colonne vertébrale sont cambrés, le bassin étant alors basculé vers le bas,
- une position neutre du bassin,
- une position voûtée, dans laquelle le bassin est « redressé » et le bas du dos rentre dans le sol ou s'affaisse légèrement.

Nuque allongée

Dans la position de la « nuque allongée », l'occiput s'éloigne du haut du dos.

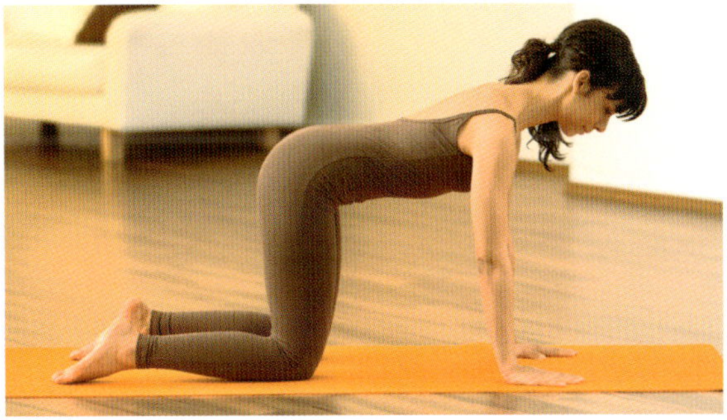

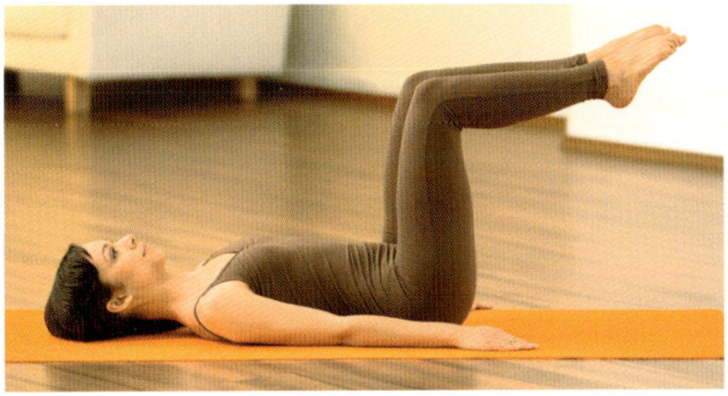

En haut : Quatre pattes
En bas : Position de la marche

Quatre pattes

Dans la position classique à quatre pattes, les mains sont exactement sous les épaules, doigts vers l'avant et les genoux se situent exactement sous les hanches, pieds écartés. La colonne vertébrale et le bassin sont en position neutre, à l'horizontale.

Position de la marche

Dans la « position de la marche », vous êtes couché sur le dos et vos jambes sont levées et pliées de sorte que vos hanches et vos genoux forment un angle à 90°. La colonne vertébrale et le bassin sont en position neutre, la nuque est allongée.

Pied tendu (ou pointe) et pied flex

Le terme « pointe » signifie que le pied est étiré jusqu'au bout des orteils, alors que le « pied flex » signifie que la plante du pied est ramenée vers le tibia et que le talon est repoussé vers l'extérieur.

Les omoplates vers les poches du pantalon

L'expression imagée « omoplates vers les poches du pantalon » signifie que vous devez abaisser vos omoplates, ce qui a pour conséquence de les « éloigner de vos oreilles ». Ce faisant, vous avez l'impression d'avoir un cou plus long.

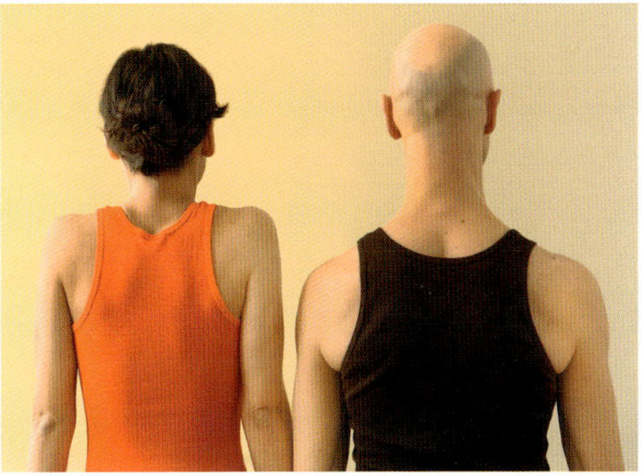

Les omoplates vers les poches du pantalon.

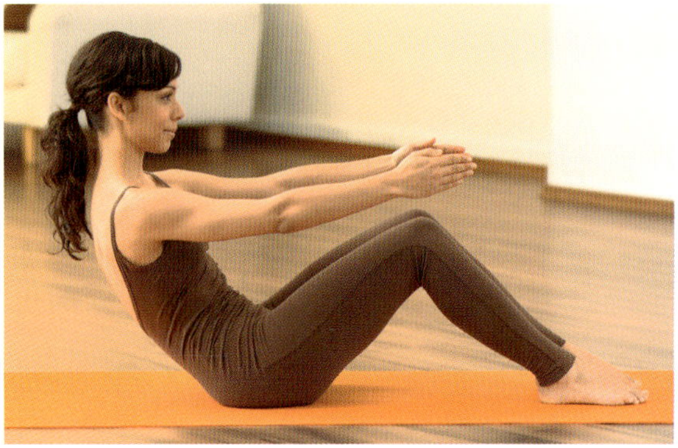

« C » allongé

ventre, qui se contractent par réflexe lorsque l'on tousse ou que l'on éternue, peuvent également être maintenus bandés, de manière intentionnelle. Ainsi, ils tirent le bas du ventre vers l'intérieur, créant alors une ceinture de force active.

« C » allongé

- Dans un « C » allongé, l'ensemble de la colonne vertébrale est harmonieusement courbée, le cou est étiré et les épaules s'éloignent des oreilles.

Nombril vers la colonne vertébrale

- Lorsqu'il est question de ramener le « nombril vers la colonne vertébrale » ou plus simplement de « rentrer le nombril », c'est toujours en relation avec le Powerhouse. Les muscles transverses du ventre, qui se contractent par réflexe lorsque l'on tousse ou que l'on éternue, peuvent également être maintenus bandés, de manière intentionnelle. Ainsi, ils tirent le bas du ventre vers l'intérieur, créant alors une ceinture de force active.

Largeur des hanches et largeur des épaules

- La « largeur des hanches » désigne l'écart entre les deux articulations des hanches.
- La « largeur des épaules » désigne l'écart entre les deux articulations des épaules.

Ces positions sont également possibles avec les pieds et les mains.

Pieds parallèles

- Dans la posture dite des « pieds parallèles », les deuxièmes orteils de chaque pied sont généralement parallèles.

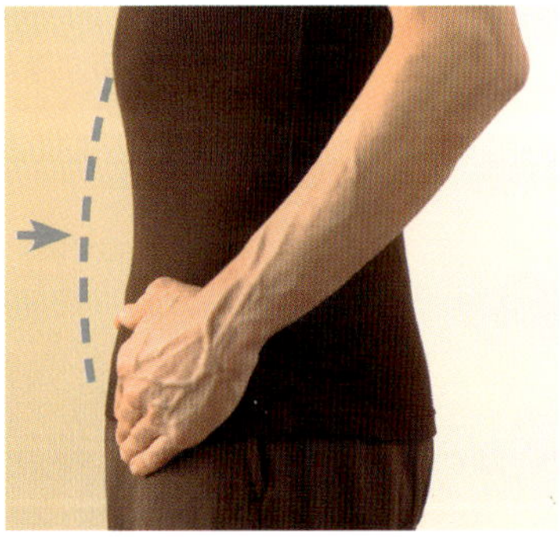

« Le nombril rentré vers la colonne vertébrale » vu de côté.

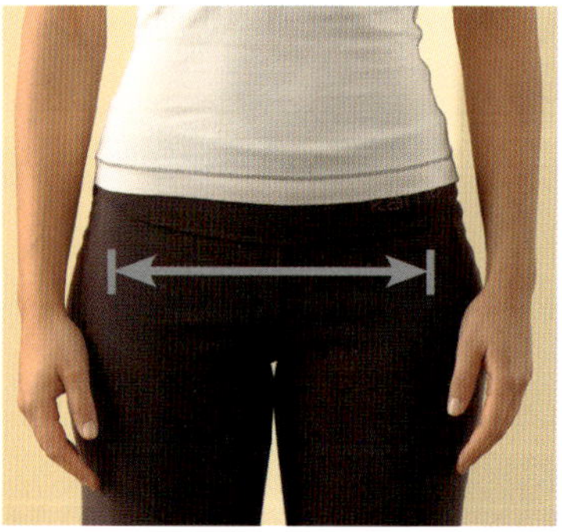

« La largeur des hanches » se calcule à partir des articulations des hanches.

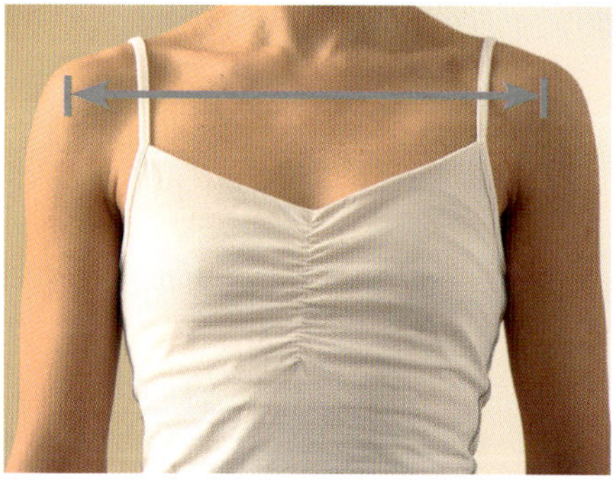

« La largeur des épaules » fait référence à l'écart entre les articulations des épaules.

PRÉCISIONS POUR LES EXERCICES

Désormais, vous connaissez les fondamentaux du Pilates. Avant de les mettre en pratique, nous aimerions encore vous faire part de quelques indications et règles.

Un pas après l'autre

Les débutants doivent commencer avec les exercices qui leur sont dédiés. Les personnes des niveaux intermédiaires et avancé devront reprendre régulièrement les exercices des niveaux précédents, car c'est seulement en alternant des exercices simples avec des exercices plus difficiles que l'entraînement sera vraiment complet. Pour garder le plaisir de l'entraînement intact et se prémunir d'éventuelles blessures, il est important d'effectuer les exercices du niveau qui vous convient. Ne vous faites pas tout un monde des six principes de base ! Le Pilates est une discipline multiple - n'essayez pas de tout faire parfaitement au début. Mettez l'accent sur la qualité, et non sur la quantité des exercices que vous effectuez.

Travailler avec le corps et l'esprit

Lisez les exercices en entier avant de commencer à travailler, et repensez-y en faisant les mouvements. Concentrez-vous durant l'entraînement.
Ne travaillez pas plus d'un nouvel exercice par jour, jusqu'à ce que vous ayez bien assimilé les bases. Coordonnez vos mouvements et votre respiration.

Rester toujours détendu

Durant l'entraînement, aucune partie du corps ne doit se contracter, en aucune situation. Faites bien attention à cela, surtout au niveau de la nuque. Activez uniquement les muscles qui sont vraiment nécessaires à la réalisation d'un exercice. Mentalement aussi, restez relaxé ! Ne vous énervez pas lorsque quelque chose ne marche pas du premier coup. Concentrez-vous sur ce qui ne va pas, mais sans vous crisper, jusqu'à ce que vous y arriviez. Ainsi, l'entraînement vous divertira chaque jour davantage.

Sans douleurs

Durant l'entraînement, vous ne devez ressentir aucune douleur, en particulier au niveau du dos. Les exercices ne sont pas conçus pour les femmes enceintes ou les personnes souffrant de douleurs.
Le cas échéant, parlez-en à votre médecin avant de commencer. Ne vous entraînez pas immédiatement après les repas.

Trouver le temps et l'espace

Quelques exercices par jour suffisent. Faites-vous, au fil du temps, un programme personnel ou utilisez nos programmes rapides présentés en page 86.
Définissez le moment qui vous convient le mieux. Cela peut être le matin, le midi ou le soir. Durant ce moment, coupez-vous de tout élément perturbateur, afin de pouvoir en profiter au maximum.
En bref, accordez-vous du temps pour vous.

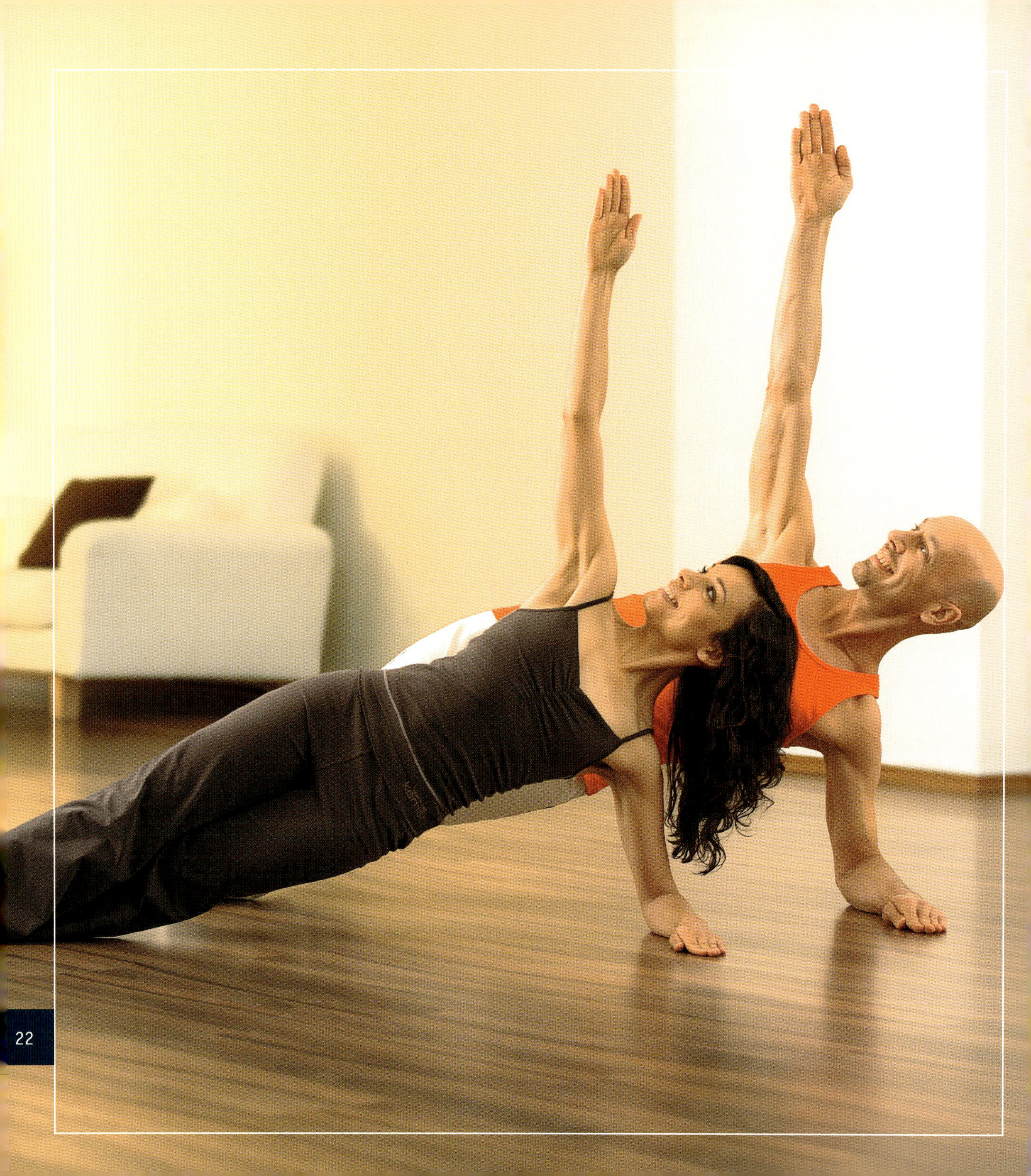

Les meilleurs exercices de Pilates

Basic Cat

Cet exercice est l'une des manières les plus douces et les plus bénéfiques de mobiliser votre colonne vertébrale et de libérer votre dos de ses tensions. Profitez de chaque mouvement et essayez de bouger chaque vertèbre l'une après l'autre. Ce principe est valable pour de nombreux exercices de Pilates.

Idée : Bougez avec souplesse, comme un chat après sa sieste.
Détail : Le mouvement est doux et fluide, jamais saccadé ou dur. Pour une courbe en C harmonieuse, abaissez votre coccyx.
Précaution : Pas de cambrure du dos exagérée lors de l'étirement du dos !

POSITION DE DÉPART

- Mettez-vous à quatre pattes, pieds écartés. Le poids du corps repose, à part égale, sur les quatre membres. Les coudes sont souples, leurs faces internes étant tournées l'une vers l'autre. La colonne vertébrale se trouve dans sa position naturelle, le bassin est neutre.

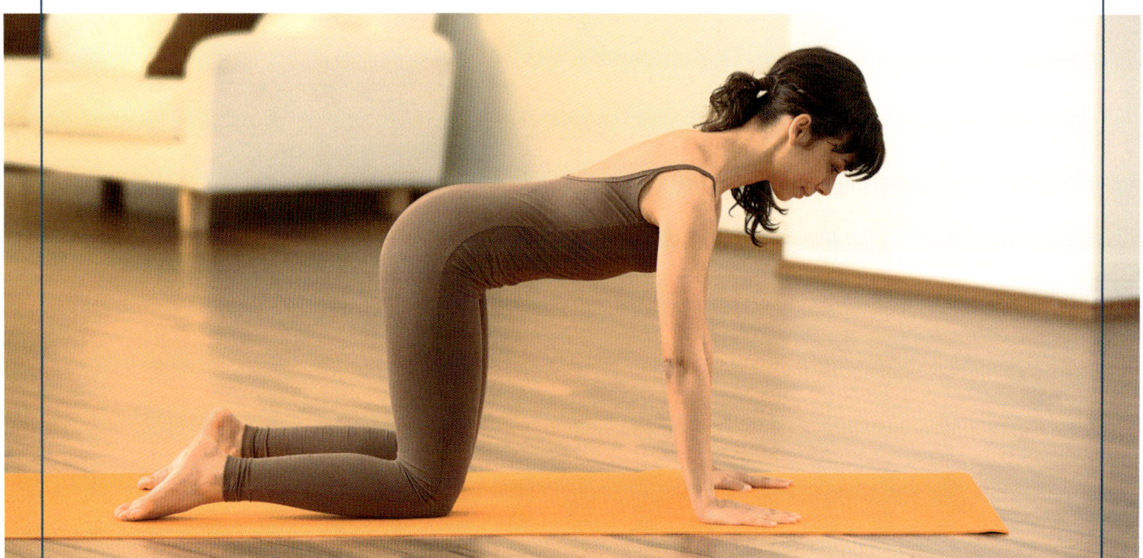

INSPIRATION

• Étirez votre colonne vertébrale jusque dans votre nuque et abaissez vos omoplates vers vos fessiers. Le regard se porte légèrement vers l'avant.

EXPIRATION

• Ramenez votre nombril vers votre colonne vertébrale, en rentrant alors le ventre. Puis commencez par enrouler votre coccyx. Vertèbre par vertèbre, enroulez vos reins, votre poitrine puis votre nuque. À la fin de cet exercice, la colonne vertébrale forme un « C » harmonieux et votre regard est dirigé vers vos genoux. Éloignez le plus possible vos épaules de vos oreilles et ressentez le doux étirement exercé sur les côtés de votre dos.

INSPIRATION/EXPIRATION

À l'inspiration, déroulez votre corps petit à petit pour revenir à la position initiale. Vos fesses se replacent vers l'arrière, votre regard se reporte vers l'avant et vos épaules sont larges et ouvertes. À l'expiration, recommencez depuis le début.

Répétez 8 fois.

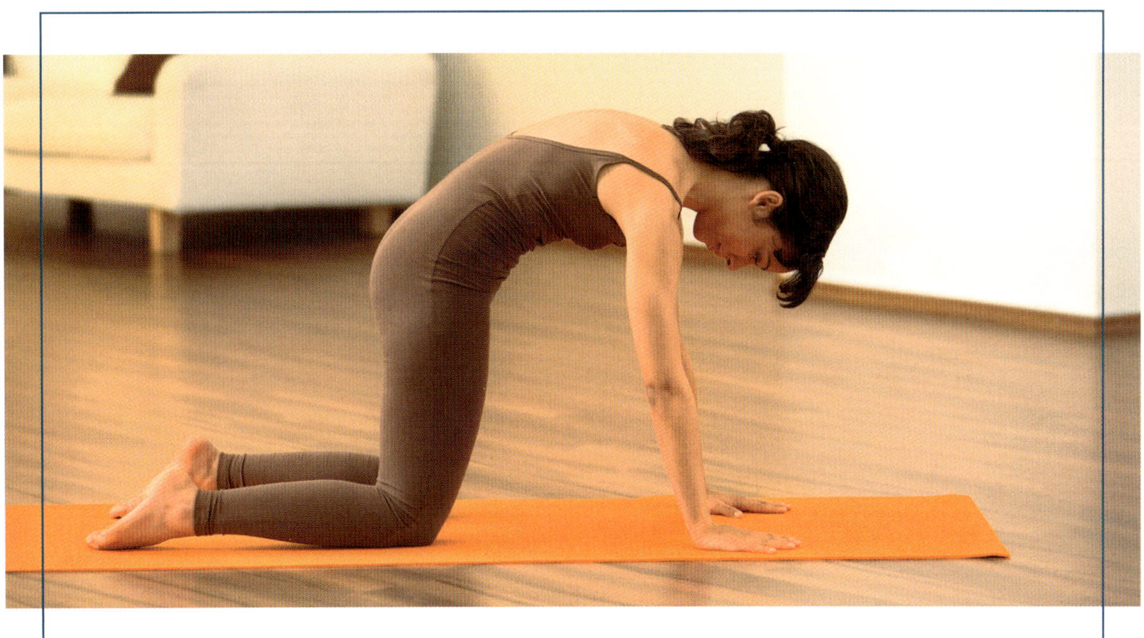

Rainbow Arms

• Les « bras en arc-en-ciel » concilient deux aspects importants : d'une part, notre colonne vertébrale subit une rotation, ce qui lui fait particulièrement du bien, et, d'autre part, nous élargissons notre cage thoracique et étirons les muscles de notre thorax, ce qui améliore la posture du haut du dos et la respiration.
Cet exercice tout en douceur est recommandé pour bien se relaxer après des exercices fatigants ayant fait travailler le ventre ou le dos.

POSITION DE DÉPART

• Couchez-vous sur le côté avec une serviette pliée ou un coussin bien ferme sous la tête. Pliez vos jambes à angle droit. Les genoux et les pieds sont serrés. Les bras sont tendus vers l'avant, les mains reposant paume contre paume. Essayez de soulever un peu la taille du sol. Le cou et les épaules sont détendus et la tête est dans le prolongement du dos.

INSPIRATION

• À l'inspiration, levez le bras du dessus vers l'avant, puis dessinez un arc de cercle jusqu'à le placer en position verticale.

Idée : Dessinez avec votre main un grand arc-en-ciel s'étendant sur le monde.
Détail : Lorsque l'arc-en-ciel est totalement formé, la ceinture scapulaire (c'est-à-dire les épaules) est ouverte et large, le coude du bras en mouvement est souple. Allez jusqu'où vous pouvez, tout en restant dans une position confortable et en gardant les genoux collés l'un à l'autre. Le bassin reste stabilisé dans la position initiale et ne bouge pas. Observez si, au fur et à mesure, vous arrivez à ouvrir un arc un peu plus grand. Travaillez avec fluidité, à votre propre rythme de respiration.

EXPIRATION

• Sans interrompre le mouvement, ni la respiration, continuez à étendre le bras doucement vers l'arrière. Votre épaule et votre cage thoracique suivent le mouvement, votre regard suit votre main. Maintenez l'écart entre les épaules et les oreilles et laissez le sternum descendre doucement.

INSPIRATION/EXPIRATION

• À l'inspiration, relevez le bras jusqu'à la position verticale ; à l'expiration, reposez votre main devant vous, sur l'autre.

Vous pouvez répéter cet exercice jusqu'à 12 fois. À mi-parcours, changez de côté.

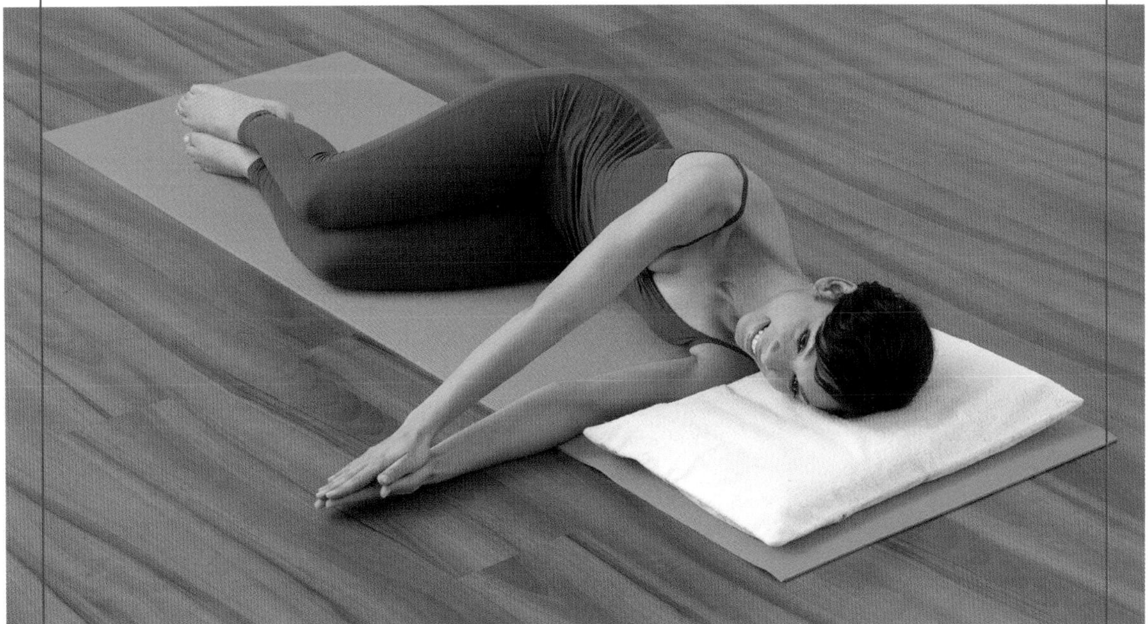

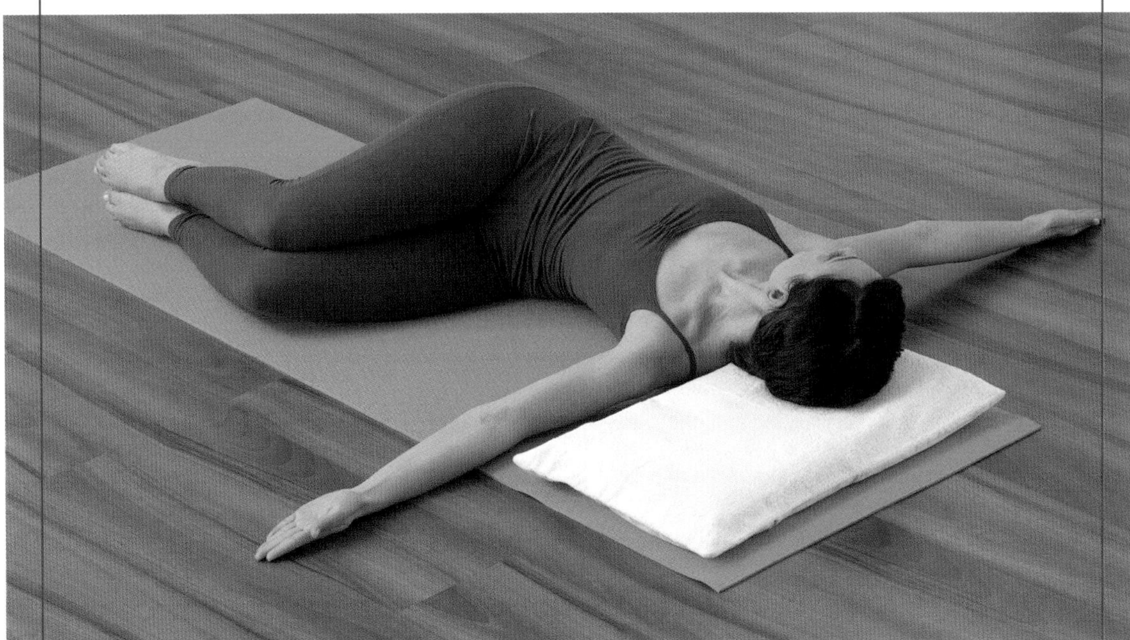

Dead Bug

Cet exercice est censé vous permettre de mieux comprendre comment garder le bassin et la colonne vertébrale en position neutre, ce qui s'avérera être une base solide, utile, par la suite, dans de nombreux exercices.

POSITION DE DÉPART

- Couché sur le dos, les jambes sont pliées et ouvertes de la largeur des hanches, les pieds parallèles. Le bassin et la colonne vertébrale sont en

Idée : Sous vos reins se trouve une cerise qu'il ne faut pas écraser.
Détail : Le challenge dans cet exercice consiste à maintenir le haut du corps fixe, le bassin en position neutre et à bouger exclusivement l'articulation de la hanche. Le genou de la jambe en mouvement ne doit pas changer d'angle. Les phases d'inspiration représentent des pauses statiques, durant lesquelles vous ne devez pas bouger.

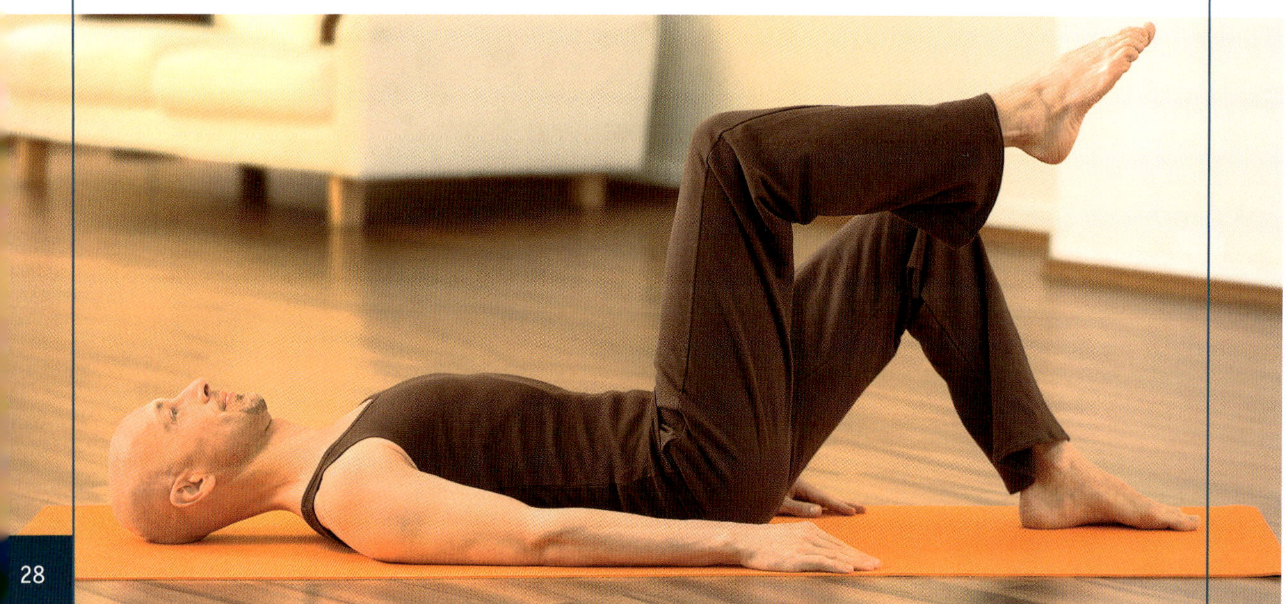

position neutre, le cou est allongé. Posez vos bras le long de votre corps, tirez-les un peu vers les talons et relâchez les épaules. Maintenant, levez la jambe droite en position dite « de la marche ».

INSPIRATION

- Allongez votre colonne vertébrale jusque dans l'arrière de votre tête. L'ensemble cou-épaule est alors souple. La jambe reste levée et stable.

EXPIRATION

- Stabilisez, au moyen de votre Powerhouse, le centre de votre corps, pour en faire une base solide durant cet exercice. Abaissez la jambe droite à partir de la hanche et touchez doucement le sol avec votre gros orteil. Au cours de ce mouvement, le genou est comme gelé ; seule la hanche bouge.

INSPIRATION/EXPIRATION

- Gardez, à l'inspiration, la position ainsi obtenue. À l'expiration suivante, relevez la jambe en position initiale.

Répétez ce mouvement 8 à 10 fois puis changez de côté, après une courte pause.

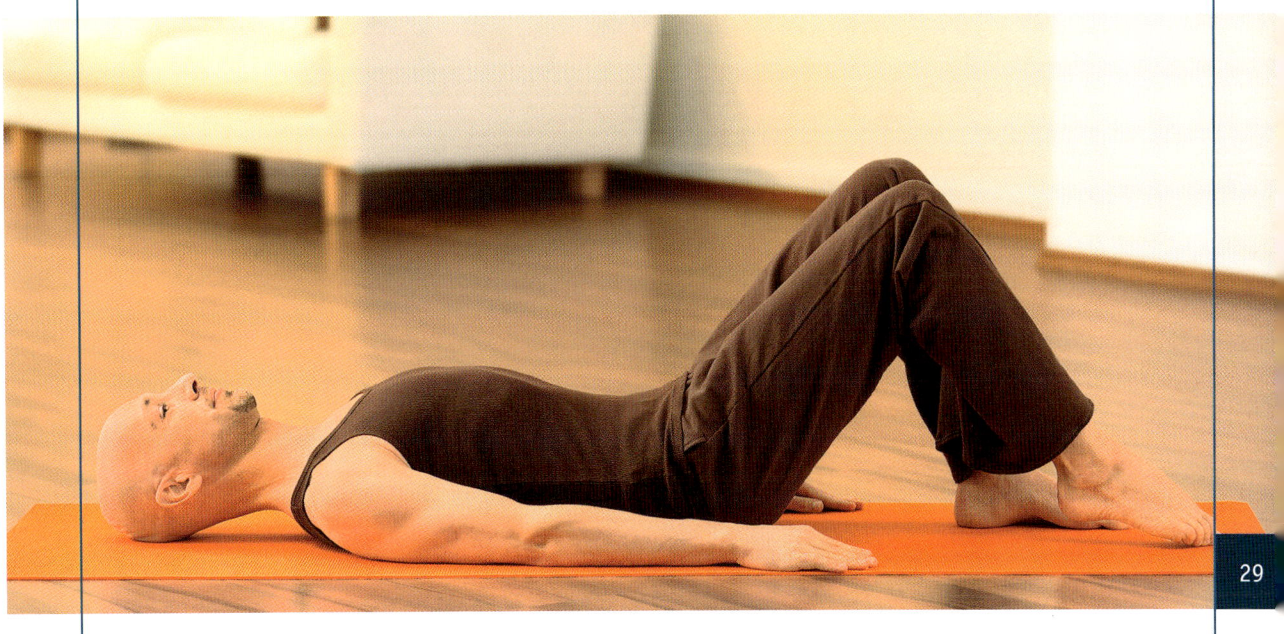

Classic Curl

Cet exercice est un exercice de base facile, qui fait principalement travailler vos abdominaux profonds et droits. Il permet d'obtenir une bonne base de force pour tous les exercices visant le ventre que vous effectuerez par la suite et donne un aperçu de ce qu'on entend par enrouler et dérouler une seule partie de sa colonne vertébrale, de manière équilibrée et segmentée.

Idée : Votre centrale de force se situe dans votre bas-ventre. Elle doit être d'abord « allumée » avant que vous ne puissiez soulever votre tronc.
Détails : Le menton « plane » au-dessus du sternum, mais ne doit pas presser contre la cage thoracique. Enroulez et déroulez le haut de votre corps symétriquement, suivant son équilibre droite/gauche. Les fessiers et les muscles vastes restent relâchés. Les coudes sont en permanence écartés et la tête repose dans les mains, le plus souplement possible.

POSITION DE DÉPART

- Vous êtes couché sur le dos. Vos jambes sont écartées de la largeur des hanches, les pieds posés à plat sur le sol. Placez vos mains derrière votre tête et ouvrez vos coudes vers l'extérieur. Soulevez la tête et la nuque du sol. L'écart entre le menton et la poitrine est d'environ un poing. Le regard se porte vers les genoux. Le bassin et les reins sont en position neutre.

INSPIRATION

- Étirez votre colonne vertébrale vers l'arrière de votre tête. Le cou et les épaules sont souples.

EXPIRATION

- Faites appel à vos abdominaux pour soulever du sol vos omoplates, puis le haut de votre corps, vertèbre par vertèbre. Le ventre reste plat. Les côtes inférieures et le bassin se rapprochent et les reins s'abaissent sensiblement vers le sol. Le mouvement doit être contrôlé et effectué sans élan brusque. Le cou reste étiré, les épaules larges et relâchées.

INSPIRATION/EXPIRATION

- À l'inspiration, déroulez votre colonne vertébrale dans l'autre sens, jusqu'à ce que la pointe de vos omoplates touche le sol. Ne vous couchez pas totalement ! Le bas du dos reste souplement au sol. À l'expiration, relevez le tronc de nouveau.

Soulevez-vous 8 à 10 fois du tapis de sol.

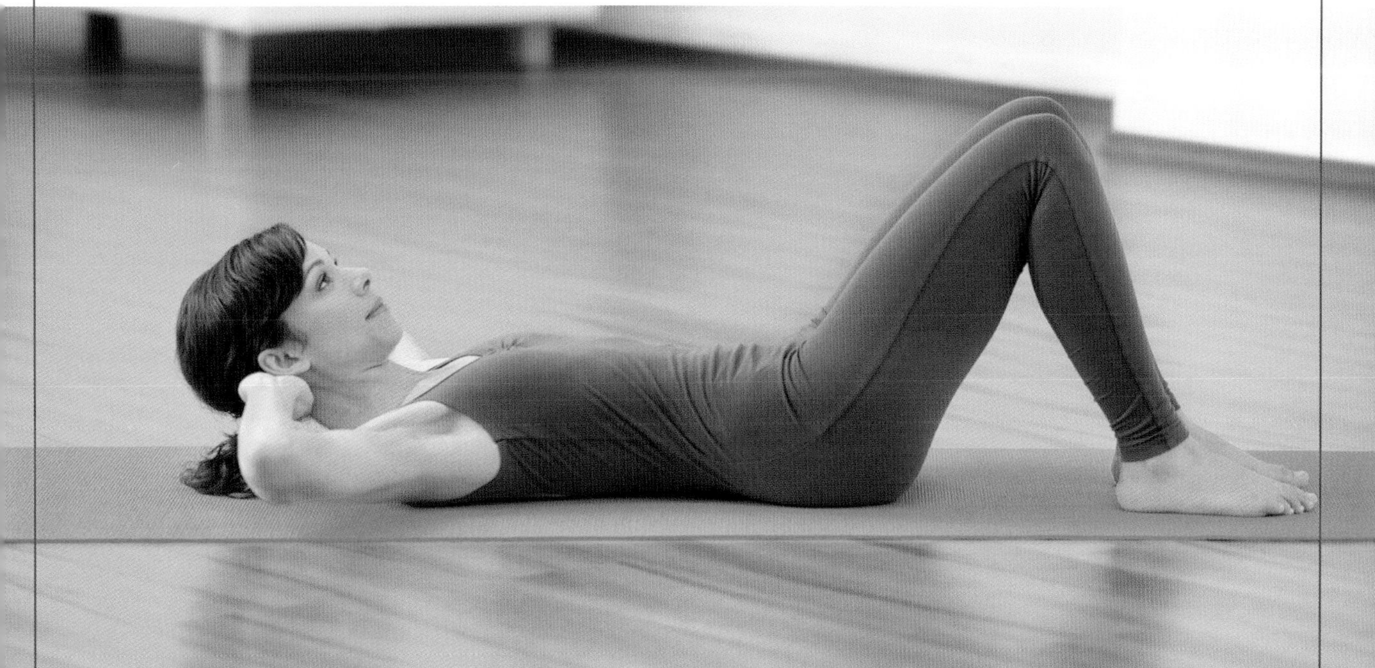

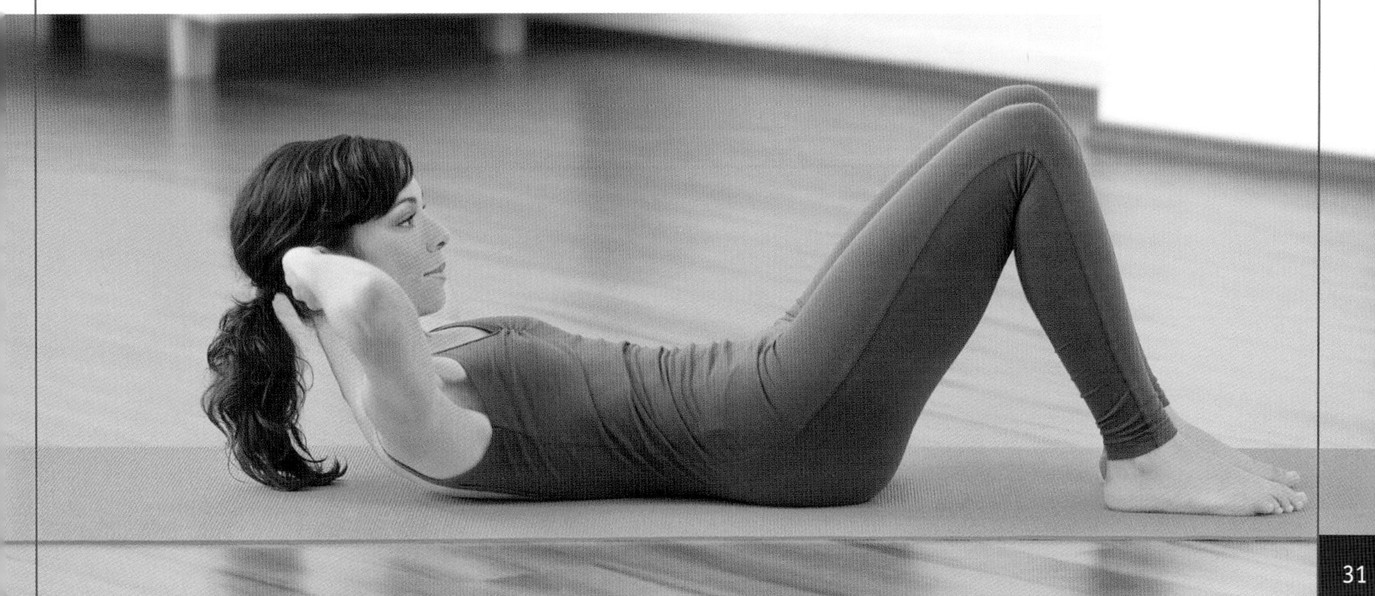

Basic Bridging

Le « pont des épaules » mobilise le dos et améliore sa mobilité, tout en raffermissant les fessiers et les muscles vastes arrières. On fait travailler ainsi, de manière concentrée, chacune de ses vertèbres, ce qui améliore considérablement la perception que l'on a de sa colonne vertébrale.

Idée : Votre colonne vertébrale est comme un collier de perles de grande valeur. Soulevez-la prudemment du sol, perle par perle.
Détail : Les genoux restent stables et les os du bassin bougent ensemble, pour se trouver toujours à la même hauteur. Durant tout le mouvement, le pubis se trouve au-dessus du nombril. Laissez vos bras relâchés le long de votre corps.

POSITION DE DÉPART

- En position allongée, les jambes, les pieds et les genoux sont écartés de la largeur des hanches. Les bras reposent, détendus, le long du corps. Les mains sont étirées en direction des talons. Le cou est allongé, les épaules relâchées. Le bassin et la colonne vertébrale sont en position neutre.

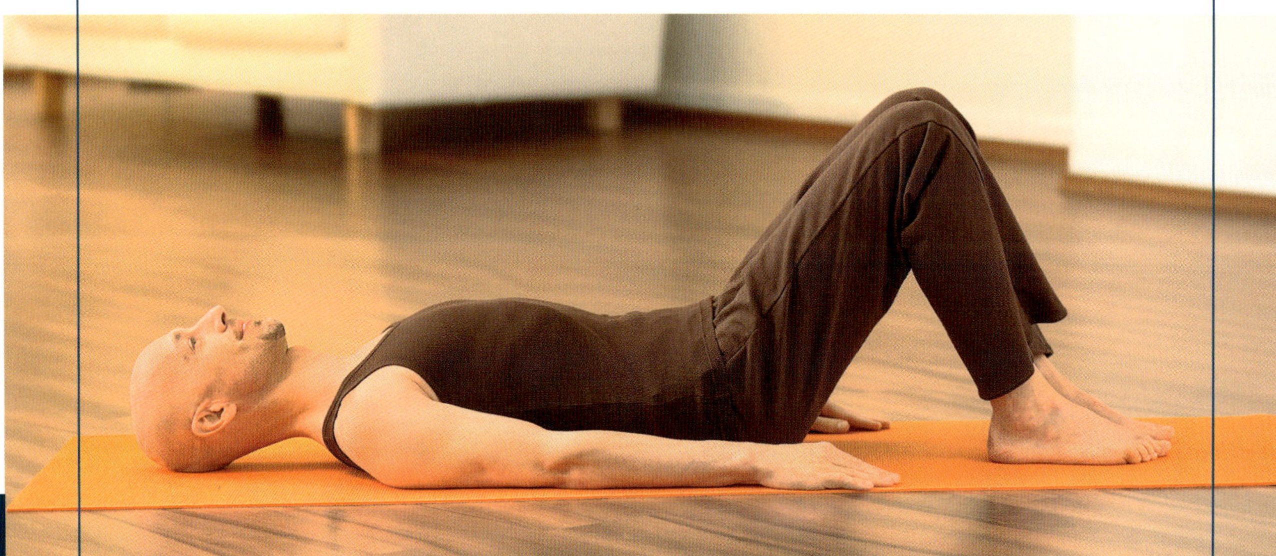

INSPIRATION

- Mentalement, tirez vos fessiers en direction de vos talons.

EXPIRATION

- Activez votre Powerhouse. Le ventre reste plat, le nombril est rentré vers la colonne vertébrale et le bas du dos appuie doucement sur le sol. Le coccyx se soulève ensuite, suivi par le sacrum, puis par l'ensemble des vertèbres allant des reins à la région du thorax, jusqu'à ce que le poids du corps repose entièrement sur les omoplates. On a alors l'impression que le dos plonge littéralement dans le sol. Ne cambrez pas les reins !

INSPIRATION/EXPIRATION

- À l'inspiration, conservez le bassin en position haute. À l'expiration, en ayant l'impression de tirer le coccyx vers les genoux, réactivez votre Powerhouse, abaissez doucement votre sternum et déroulez votre colonne vertébrale dans l'autre sens, du thorax jusqu'au coccyx.

Montez et descendez 6 à 8 fois.

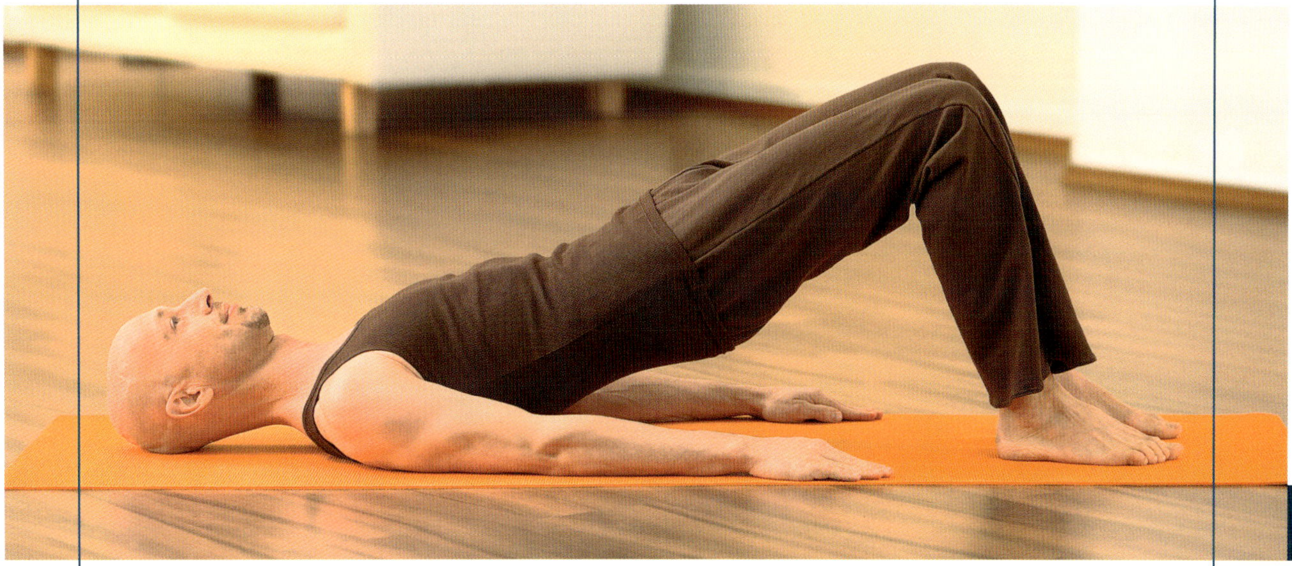

Knee Circles

Les « cercles de genoux » vous permettent d'améliorer votre mobilité et votre sensibilité au niveau des articulations des hanches. Simultanément, votre Powerhouse est sollicité, afin de maintenir le bassin et le bas du dos bien stables. À cette occasion, vous vous trouvez devant un nouveau défi : parvenir à stabiliser votre bassin malgré la pesanteur exercée « latéralement ». Commencez par effectuer de petits cercles précis, pas plus gros qu'une balle de tennis, et apprenez à conserver votre tronc bien fixe, malgré le mouvement. Au fur et à mesure de l'entraînement, élargissez les cercles.

POSITION DE DÉPART

- Vous êtes couché sur le dos, le bassin et la colonne vertébrale en position neutre. Les bras reposent, relâchés, le long du corps. Lorsque les bras sont écartés et forment un « V », il est plus aisé de stabiliser son tronc. En revanche, lorsque les bras sont resserrés le long du corps, le challenge est plus difficile. La jambe gauche est posée au sol, la droite est levée en position de la marche, pointe du pied tendue.

INSPIRATION

- Ramenez votre cuisse légèrement vers votre tronc. Le bassin reste en position neutre.

Idée : Comme si elle était dirigée par un marionnettiste, la cuisse bouge en souplesse et presque d'elle-même à partir de l'articulation de la hanche.
Détail : L'angle formé par le genou de la jambe en mouvement ne change pas. Toute la difficulté de cet exercice réside dans le fait de conserver le bassin en position neutre, quelle que soit la taille des cercles dessinés. Les épaules et les omoplates restent toujours détendues et en contact avec le tapis. Votre force de stabilisation provient du centre de votre corps.

EXPIRATION

- Le nombril est rentré, les muscles du plancher pelvien sont sollicités. Dans un mouvement circulaire, bougez votre cuisse vers l'extérieur, puis éloignez-la de votre tronc.

INSPIRATION/EXPIRATION

- À l'inspiration, fermez le cercle jusqu'à ce que votre jambe revienne à sa position initiale. Le genou se retrouve alors exactement dans le prolongement de la hanche.

Recommencez de nouveau et dessinez 8 à 10 cercles, puis changez de jambe. Refaites ensuite l'ensemble de l'exercice en inversant le sens du cercle.

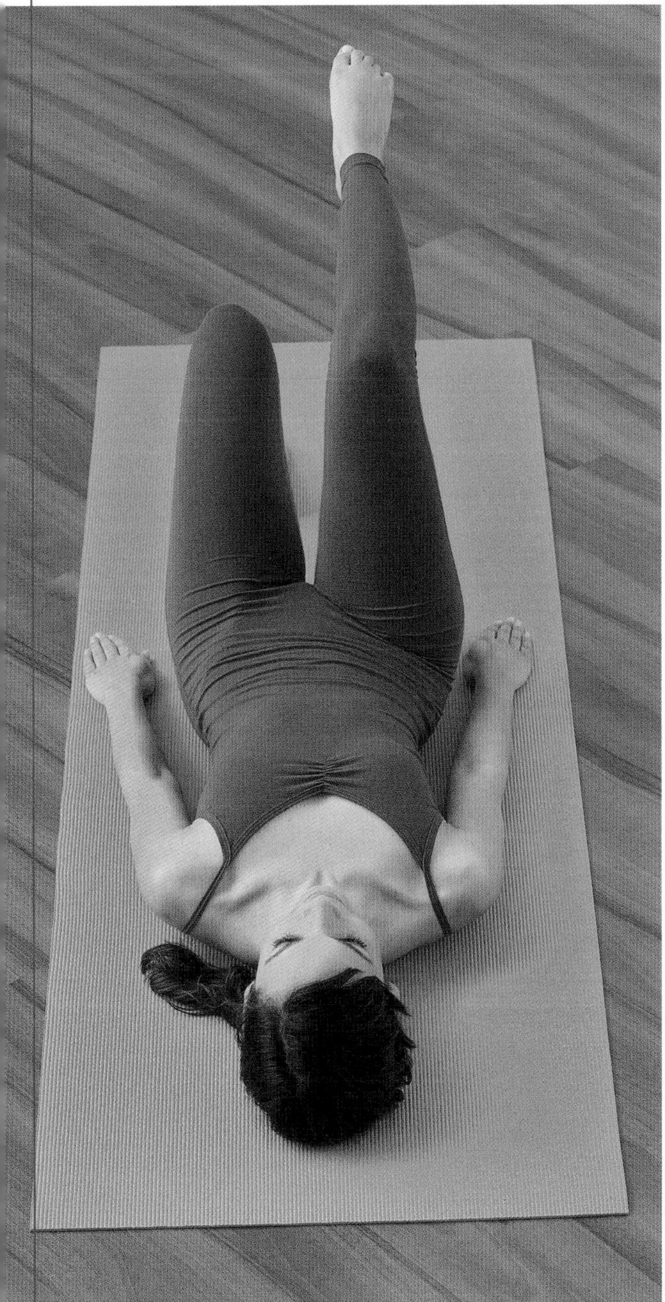

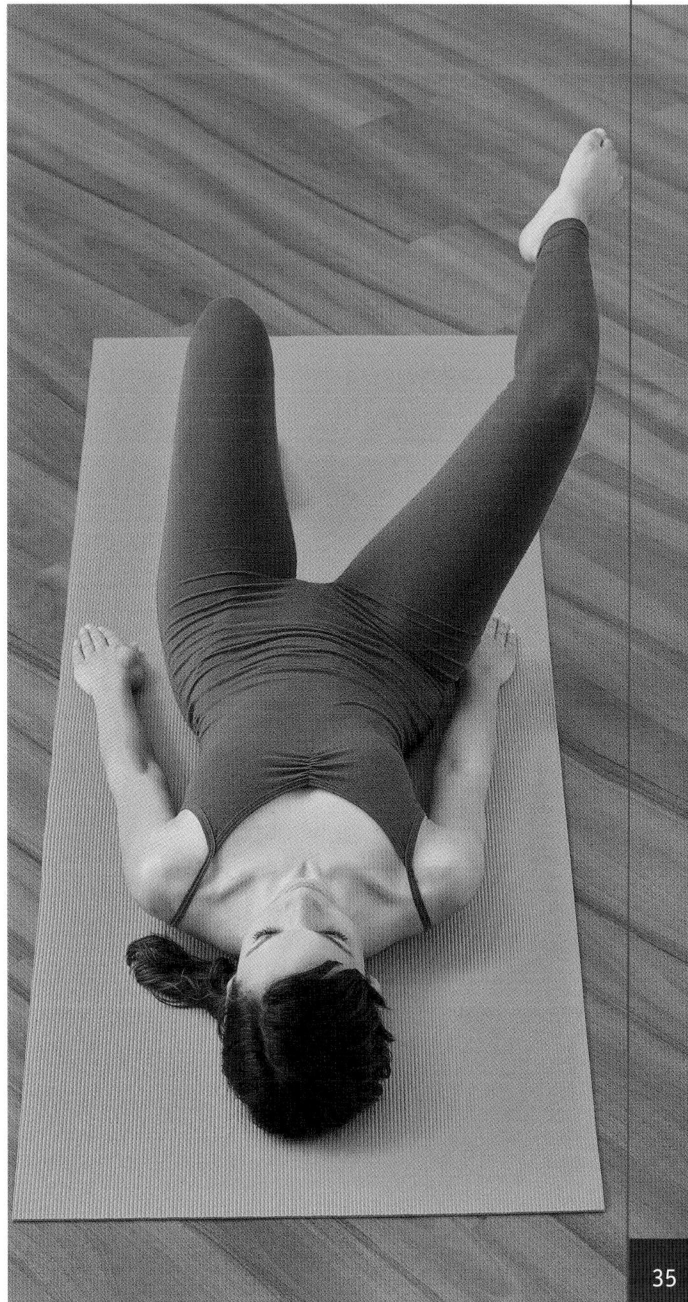

Bottom Shape

Qui ne rêve pas d'avoir de jolies petites fesses ? C'est exactement le but de cet exercice ! Il permet de muscler le grand fessier, principal responsable de la jolie forme galbée des fesses. Une partie des muscles arrières de la cuisse est également sollicitée. Selon la mobilité de l'articulation de la hanche, cet exercice a aussi un effet sur la musculature du bas du dos.

POSITION DE DÉPART

- Allongez-vous sur le ventre, les jambes légèrement écartées, les pieds tendus. Croisez vos bras vers l'avant et posez votre front sur vos mains. Le cou est allongé, les épaules bien écartées des oreilles. Stabilisez bien les os du bassin et le coccyx au sol, ce dernier étant alors parallèle au triangle du bassin.

INSPIRATION

- Prenez conscience de la stabilité de votre colonne vertébrale et de votre bassin. Abaissez vos omoplates.

EXPIRATION

- Rentrez le nombril vers l'intérieur, le ventre se soulève alors. Simultanément, stabilisez votre bassin et le bas de votre dos. Tendez la jambe gauche à partir du centre de votre corps jusqu'aux bouts des orteils et levez-la ensuite de manière contrôlée.

INSPIRATION/EXPIRATION

- À l'inspiration, maintenez votre jambe bien tendue et abaissez-la, sans qu'elle touche le sol, puis, à l'expiration, levez-la de nouveau.

Répétez l'exercice 6 à 8 fois, puis changez de jambe.

Idée : Durant toute la durée de l'exercice, tendez doucement, mais sensiblement la jambe.
Détail : Levez chaque jambe sans à-coup. Cet exercice doit faire appel aux muscles. Si vous ressentez le besoin de poser votre jambe au sol après l'avoir levée, maintenez-la tout de même bien tendue. Stabilisez le haut de votre corps, en ayant toujours le sentiment que votre colonne vertébrale est allongée et que vos omoplates recouvrent l'arrière de votre cage thoracique.
Variante : Les experts peuvent lever les deux jambes en même temps et effectuer un lent battement, comme celui utilisé dans le crawl. Le Powerhouse est alors activé et la respiration se fait au niveau des flancs.

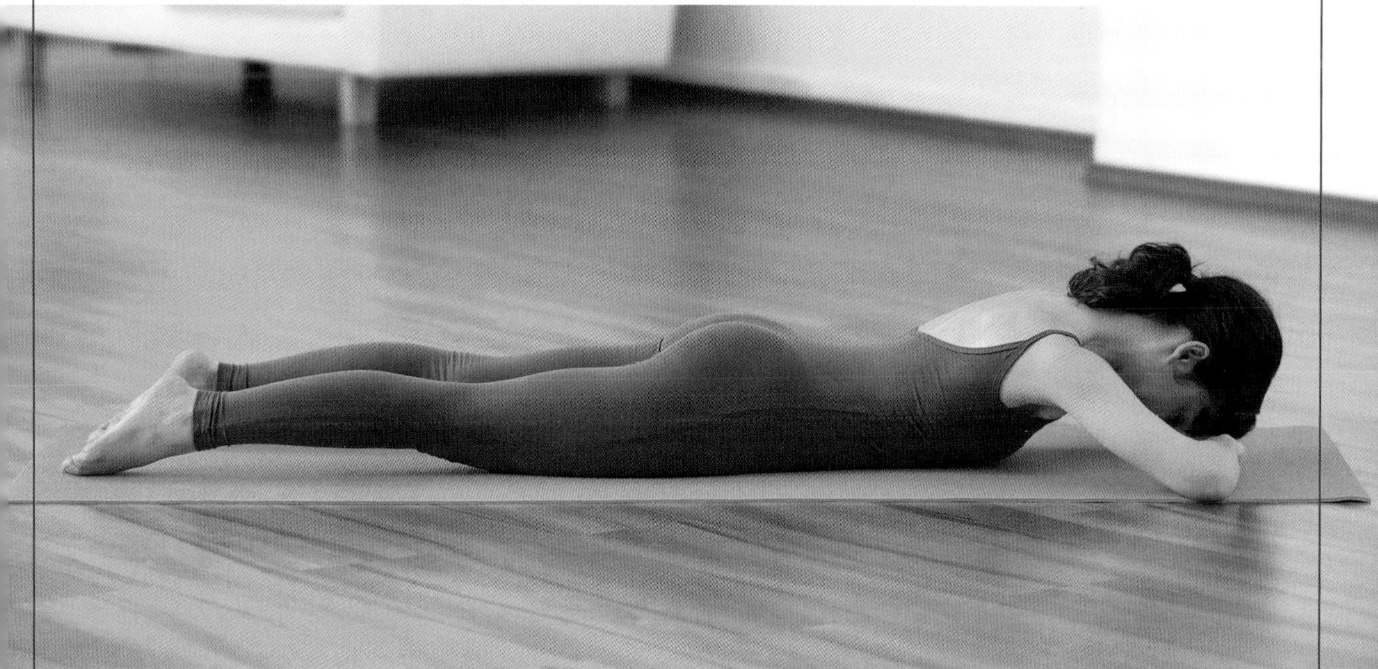

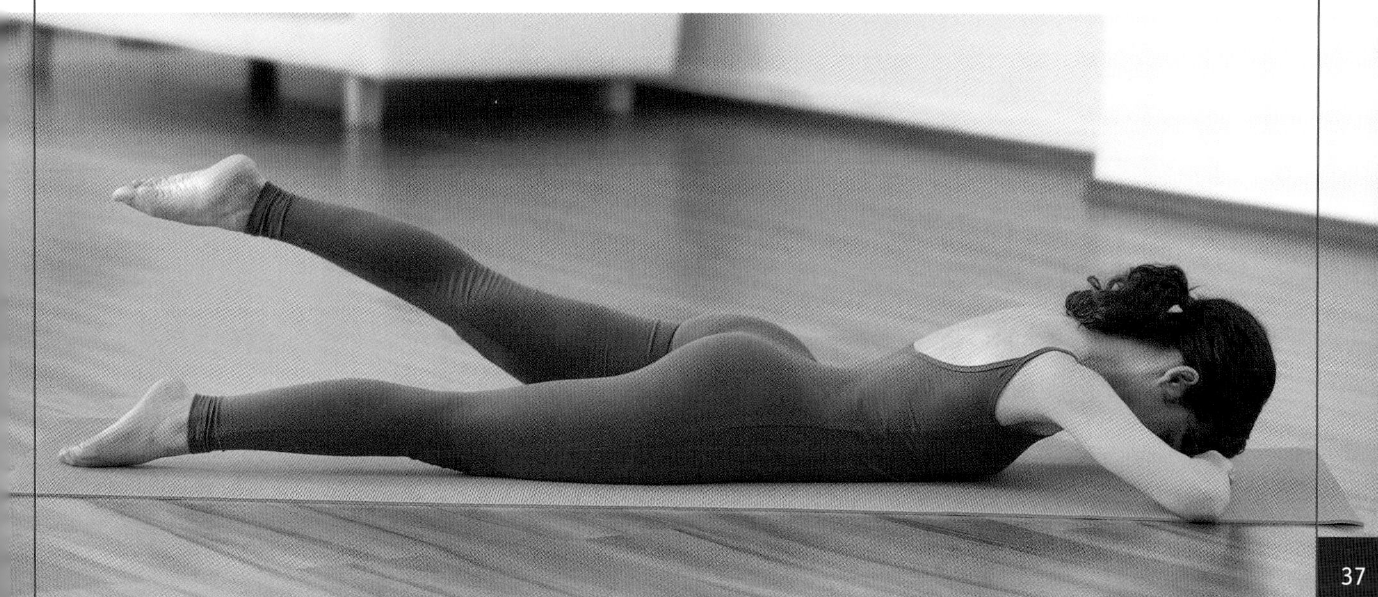

Press Up

Cet exercice profite tout particulièrement au haut du dos. Nous l'étirons, mobilisons la colonne vertébrale, renforçons les muscles de cette zone et développons la cage thoracique. Cela permet de corriger une courbure du dos peu esthétique et d'améliorer la respiration au quotidien. En outre, nous augmentons la résistance à l'effort des stabilisateurs des omoplates et raffermissons les muscles situés à l'arrière des bras (triceps). Plus vous travaillez avec précision, mieux vous parviendrez à effectuer l'ensemble des exercices d'étirement du dos proposés dans ce livre.

POSITION DE DÉPART

• Vous êtes couché sur le ventre, le tronc et le bassin en position neutre. Posez les mains à plat à hauteur de vos épaules, près du thorax, les coudes dirigés vers le plafond. La tête est légèrement soulevée, le visage parallèle au sol, le cou allongé. Les jambes sont écartées de la largeur des hanches et tendues jusqu'aux bouts des orteils.

INSPIRATION

• Tirez les coudes vers les talons, les omoplates s'abaissent, la colonne vertébrale s'allonge dans la nuque.

Idée : Votre ventre repose sur du sable chaud. Pour ne pas vous brûler, vous devez le rentrer.
Détail : Vous devez toujours avoir le sentiment que votre colonne vertébrale est bien allongée. Les pieds sont en permanence en contact avec le sol, les fessiers sont relâchés.

EXPIRATION

• Activez votre Powerhouse, votre ventre se creuse presque. Poussez sur le sol à l'aide de vos paumes et activez les muscles de votre dos. Une fois cette force établie, soulevez le sternum jusqu'à ce que seules vos côtes inférieures touchent encore le sol. L'ensemble de votre colonne vertébrale est alors harmonieusement arqué, étiré et redressé.

INSPIRATION/EXPIRATION

• À l'inspiration, relâchez le ventre et abaissez-le, ainsi que le sternum, vers le sol. Le cou reste étiré. À l'expiration, recommencez depuis le début. Pensez bien, d'abord, à activer votre Powerhouse avant de soulever du sol le haut de votre corps.

Répétez 8 à 10 fois.

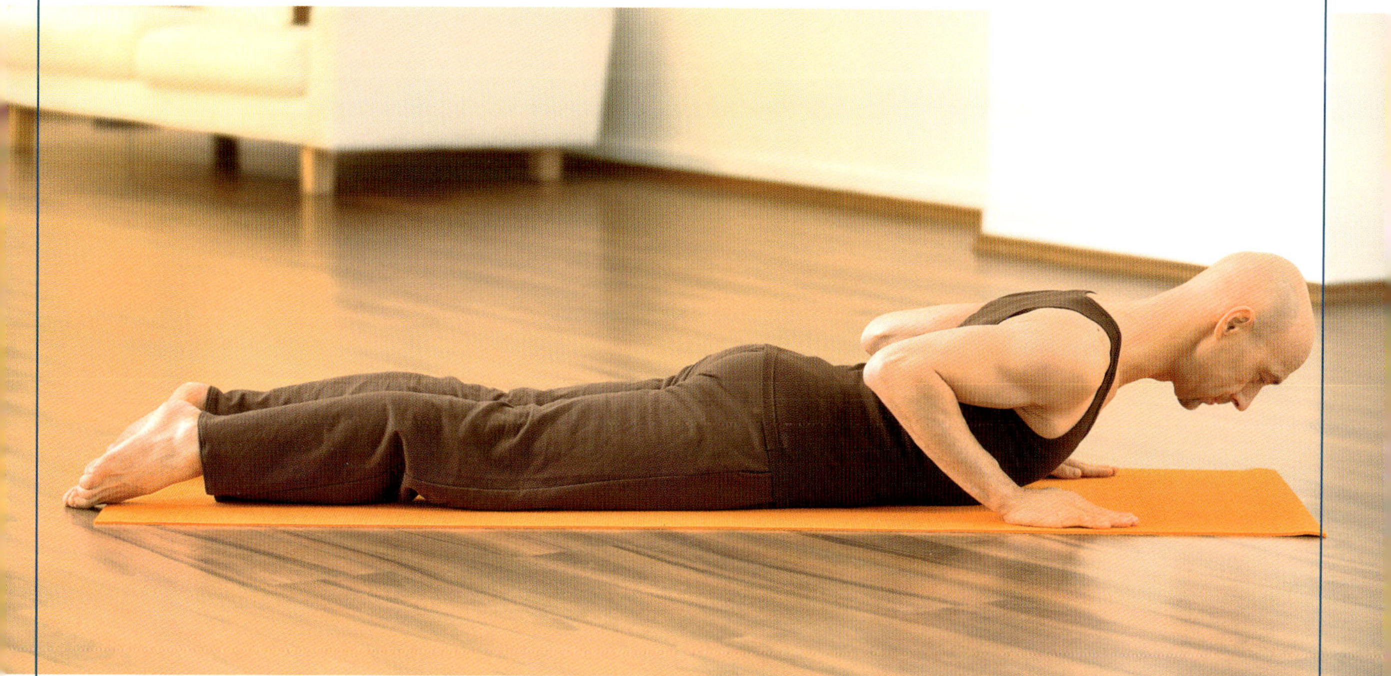

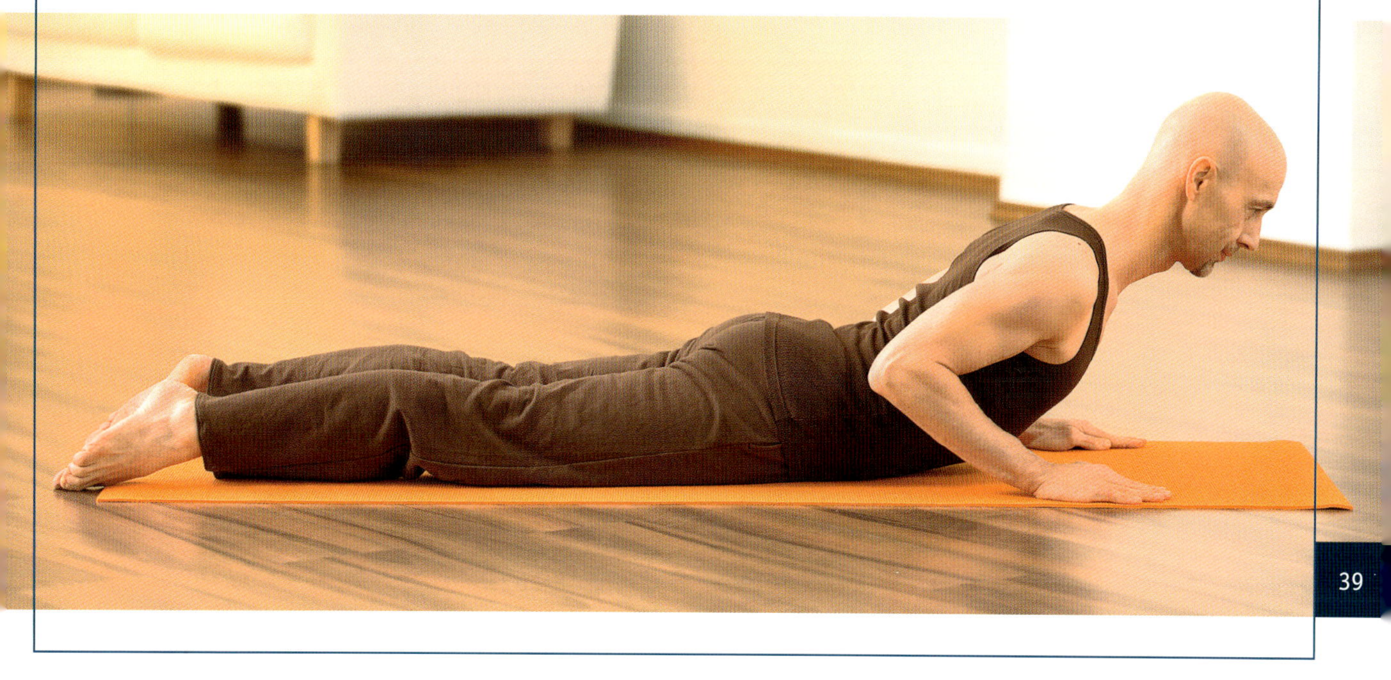

Half Roll Down

Le « demi-déroulement » du haut du corps sollicite la mobilité de la colonne vertébrale et renforce en particulier les abdominaux profonds et droits.

POSITION DE DÉPART

- Asseyez-vous au sol, le dos bien droit et le cou détendu. Les jambes sont écartées de la largeur des hanches, les pieds à plat. Tendez les bras vers l'avant à hauteur du sternum, les coudes bien souples, les paumes vers l'intérieur. Dans cette position, vos ischions exercent une pression égale sur le sol.

Idée : Lors du déroulement, votre paroi abdominale se creuse comme une coupe profonde.
Détail : Lors de la phase de pause, le haut du corps déroulé vers l'arrière, vous devez avoir le sentiment que votre nuque est détendue et que votre cou est grandi. Sentez comme vous reposez, à l'arrière, sur vos ischions. Les coudes restent souples, les bras ne sont pas tendus. En remontant, faites bien attention à bouger votre tronc de manière bien parallèle, c'est-à-dire ni penchée, ni déséquilibrée. Plus vous travaillerez avec précision, mieux vous entraînerez votre corps à réaliser les exercices plus difficiles qui suivront.

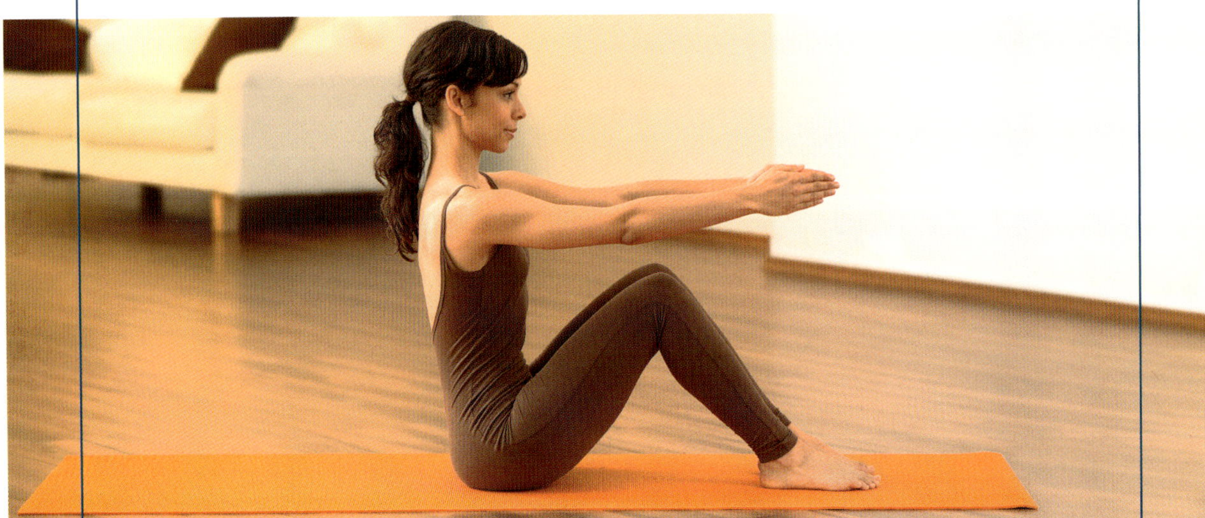

INSPIRATION

- Allongez doucement votre colonne vertébrale jusque dans votre nuque, tout en éloignant les épaules de vos oreilles et en abaissant vos omoplates. Le menton est légèrement rentré. Le sternum se soulève alors un peu, sans faire basculer la colonne vertébrale ni presser sur les côtes inférieures.

EXPIRATION

- Activez votre Powerhouse, en ramenant le nombril vers la colonne vertébrale. Déroulez d'abord votre bassin vers l'arrière, sur les ischions, puis vos reins et enfin le haut de votre dos. L'ensemble de la colonne vertébrale forme alors un « C » harmonieux et allongé. Les épaules sont relâchées, la région de la nuque parfaitement détendue.

INSPIRATION/EXPIRATION

- À l'inspiration, maintenez la position, sans vous contracter. À l'expiration, remontez pour retrouver la position initiale. Ce faisant, le dos garde sa forme de « C ». À l'inspiration suivante seulement, étirez de nouveau votre colonne vertébrale et remettez votre dos bien droit, avant de recommencer depuis le début.

Répétez 8 à 10 fois.

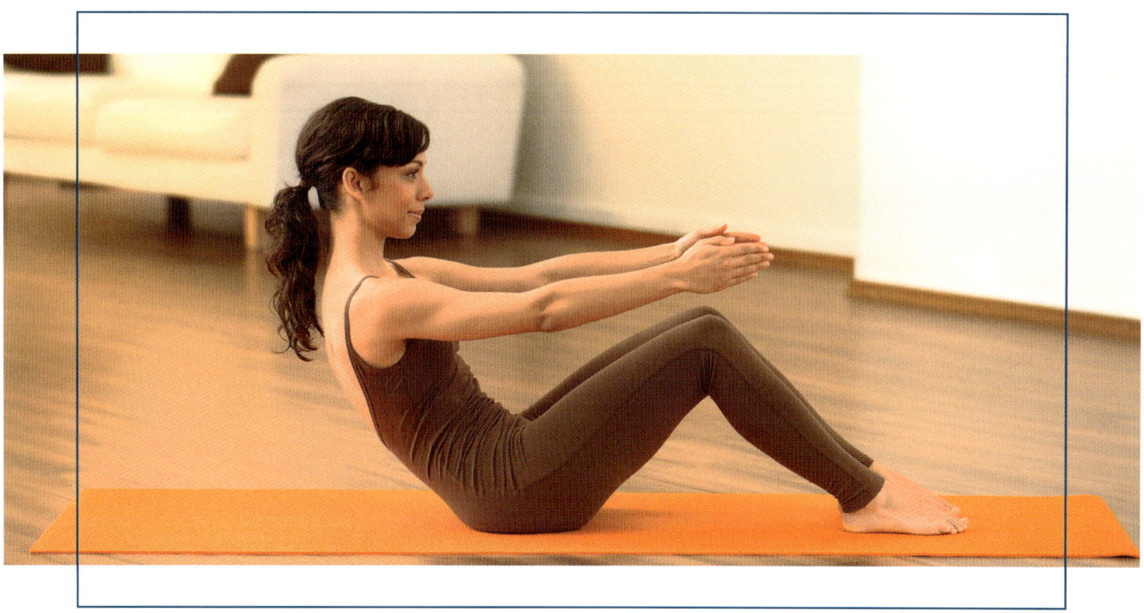

Diagonal Stretch

Vous connaissez déjà sûrement l'« étirement en diagonale », exercice classique de la gymnastique visant la colonne vertébrale. Ici, nous le travaillons à la lumière des principes de Joseph Pilates. Cet exercice requiert tout particulièrement d'être bien stable au niveau du centre du corps, car sinon on perd ses bases fragiles et son équilibre. Les muscles stabilisateurs de la colonne vertébrale se consolident et les muscles des épaules et des fesses se renforcent.

POSITION DE DÉPART

- Mettez vous à quatre pattes. Le bassin et la colonne vertébrale sont neutres. Les faces internes des coudes sont légèrement tournées l'une vers l'autre et les bras ne sont pas tendus parfaitement, mais conservent une souplesse douce et à peine perceptible.

INSPIRATION

- À l'inspiration, étirez la colonne vertébrale dans les deux directions et éloignez vos épaules de vos oreilles.

EXPIRATION

- En activant votre Powerhouse et en stabilisant bien votre ceinture de force, levez simultanément et de manière contrôlée la jambe droite vers l'arrière et le bras gauche vers l'avant. Gardez alors le bassin, la colonne vertébrale et la jonction côtes-bassin en position neutre. Le bras levé, le tronc et la jambe tendue forment ainsi une ligne droite.

INSPIRATION/EXPIRATION

- À l'inspiration, ramenez le genou droit vers le ventre et le coude gauche vers la poitrine. N'arrondissez pas votre colonne vertébrale ! À l'expiration, tendez de nouveau la jambe et le bras.

Répétez 8 à 10 fois, puis changez de côté.

Idée : A l'arrière de votre tête et au niveau de votre bassin tiennent en équilibre des flûtes pleines de champagne. Vous ne devez rien renverser !
Détail : Bien que vous leviez un bras et une jambe, le tronc doit rester immobile et bien stable dans sa position.
Conservez le lien entre les côtes inférieures et les os du bassin. Assurez-vous que votre nombril est énergiquement rentré vers la colonne vertébrale, avant de tendre votre bras et votre jambe. Lors de la phase d'étirement, tendez votre pubis vers votre nombril, pour maintenir le bassin en position neutre.
Variante : Afin de bien prendre conscience de la stabilité de votre tronc, il est plus facile de commencer par travailler un seul membre à la fois.

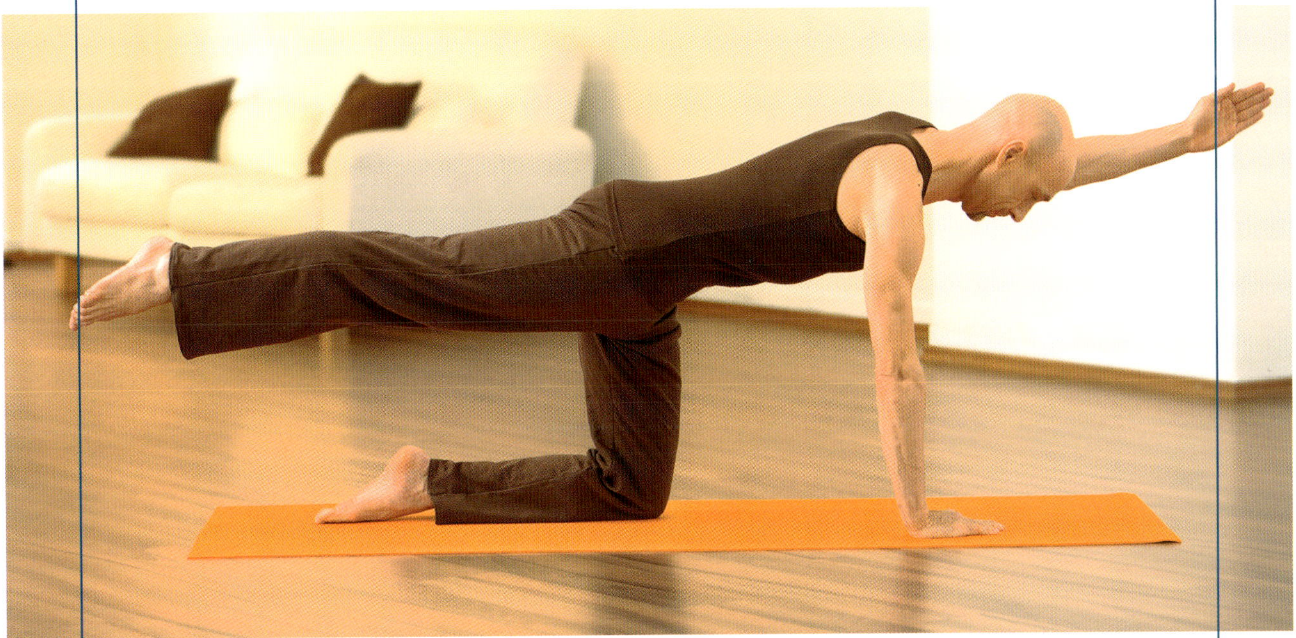

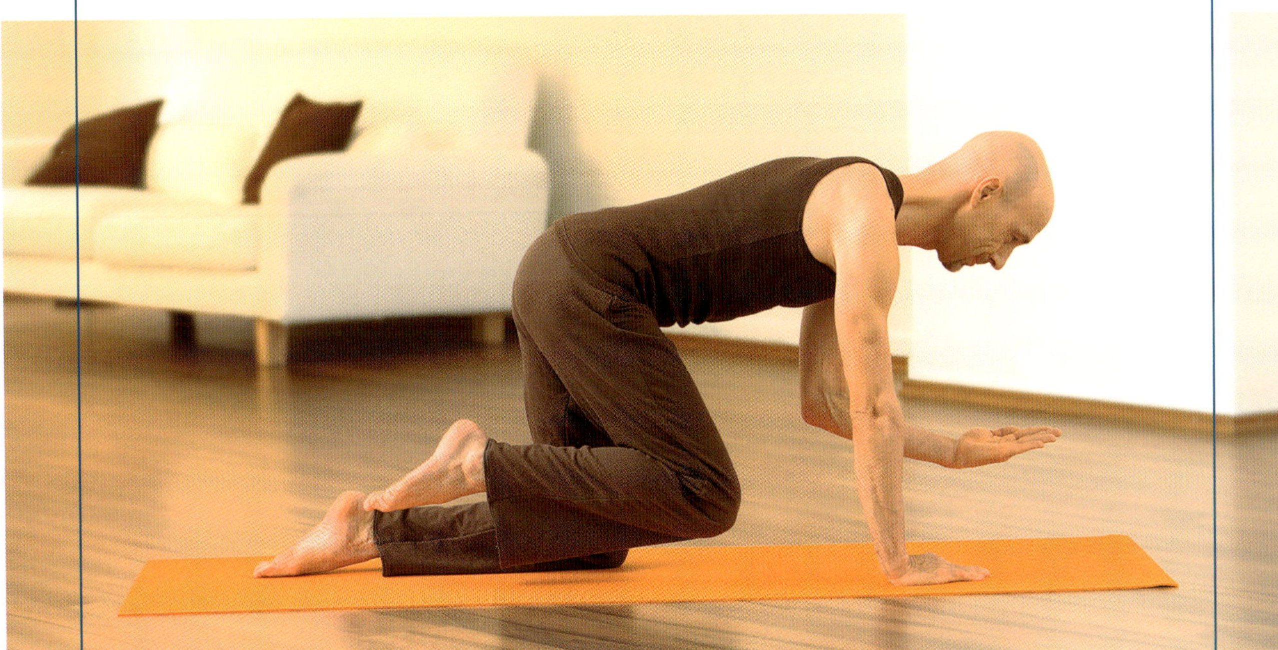

Spine Twist

Cet exercice est aussi facile qu'efficace. L'association de deux mouvements, à savoir l'étirement de la colonne vertébrale et la rotation du tronc, renforce des muscles importants : les muscles profonds du dos, le long de la colonne vertébrale, et les muscles obliques du ventre.

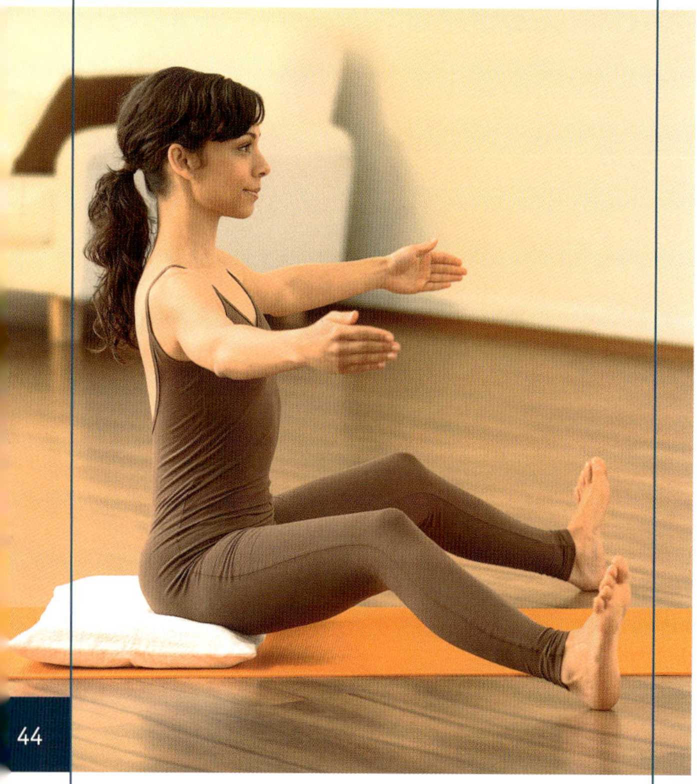

Idée : La rotation du tronc est comparable à l'essorage d'une serviette mouillée. Faites reposer vos deux bras sur un nuage moelleux imaginaire.
Détail : Poussez le haut de votre crâne vers le ciel à chaque inspiration, sans contracter la zone épaules/nuque. Gardez toujours les épaules et les bras alignés. Les jambes et le bassin restent stables au cours de la rotation.
Variante : Si vos ischio-jambiers sont suffisamment flexibles et que votre bassin peut rester sans problème en position neutre, tendez totalement vos jambes vers l'avant. La colonne vertébrale au niveau des reins ne doit alors pas basculer vers l'arrière.

POSITION DE DÉPART

- Asseyez-vous le dos bien droit, les jambes écartées de la largeur des épaules, légèrement relevées, les genoux un peu pliés, les pieds flex. Ancrez vos fesses au sol, le bassin et la colonne vertébrale en position neutre. Écartez les bras sur les côtés, à hauteur des épaules. Les coudes sont souples, les doigts relâchés.

INSPIRATION

- Allongez votre colonne vertébrale jusque dans votre nuque, abaissez vos omoplates.

EXPIRATION

- Activez votre Powerhouse et serrez vos fessiers, abaissez vos omoplates énergiquement et élargissez bien vos épaules. Faites pivoter votre tronc, en partant des reins et en commençant vers la droite. La cage thoracique et la tête suivent le mouvement. Maintenez votre bassin bien stable en position neutre. Sentez l'activité du centre de votre corps.

INSPIRATION/EXPIRATION

- À l'inspiration, revenez en position initiale. À l'expiration suivante, tournez-vous vers la gauche. **Répétez l'ensemble de cet exercice environ 6 fois.**

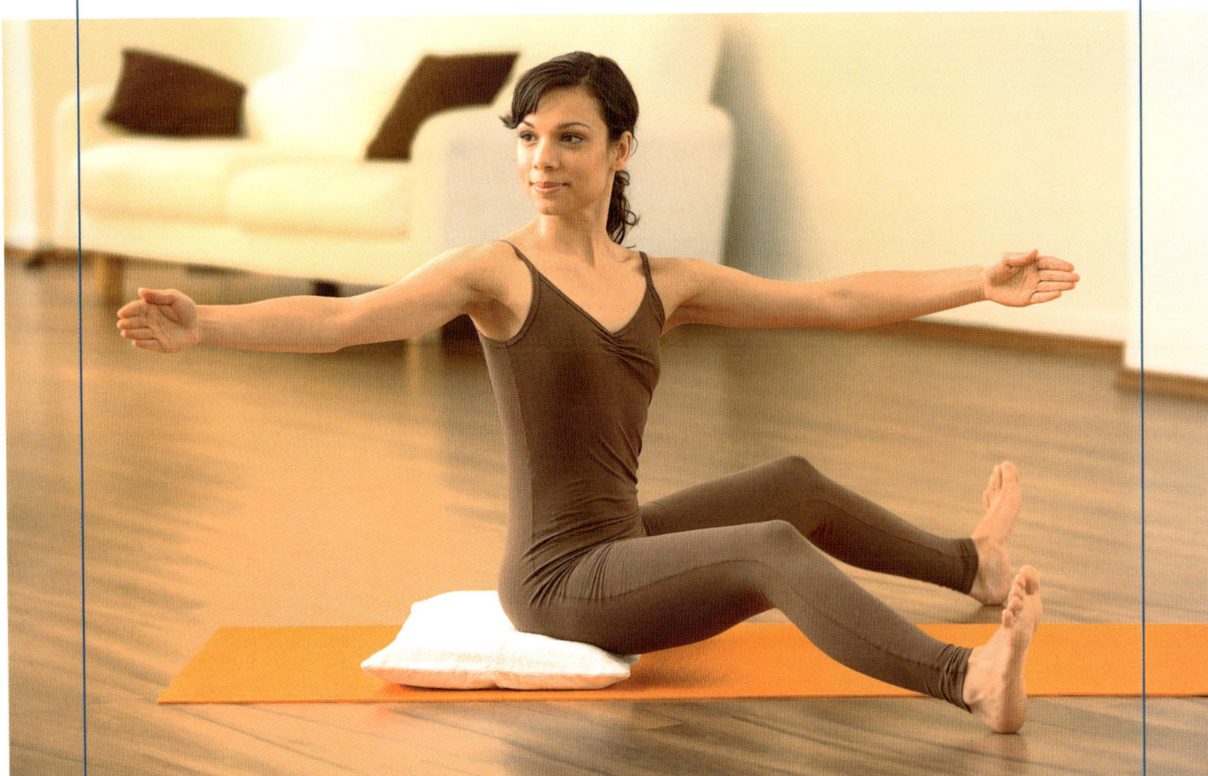

The Hundred

Le « cent » est l'un des premiers exercices développés par Joseph Pilates dans son programme d'entraînement. Il améliore l'endurance de force des abdominaux et permet de mieux comprendre l'activité du Powerhouse. Parallèlement, le maintien de la stabilité du haut du corps reste au premier plan. Avec cet exercice, le corps est abondamment approvisionné en oxygène frais, ce qui peut, au début, paraître un peu inhabituel. Pourtant, votre corps vous en sera reconnaissant et vous fournira en échange des flots d'énergie nouvelle.

Idée : En montant les bras, vous puisez de l'eau, en les descendant vous en tapotez la surface.
Détail : Durant toute la durée de l'exercice, gardez le bas de votre dos au sol, sans le soulever ! Lorsque vous abaissez les bras, vous exercez une sorte de mouvement de double pompage. Les épaules et la nuque restent alors relâchées.
Variante : Au lieu d'être pliées à 90°, les jambes sont tendues vers le plafond.

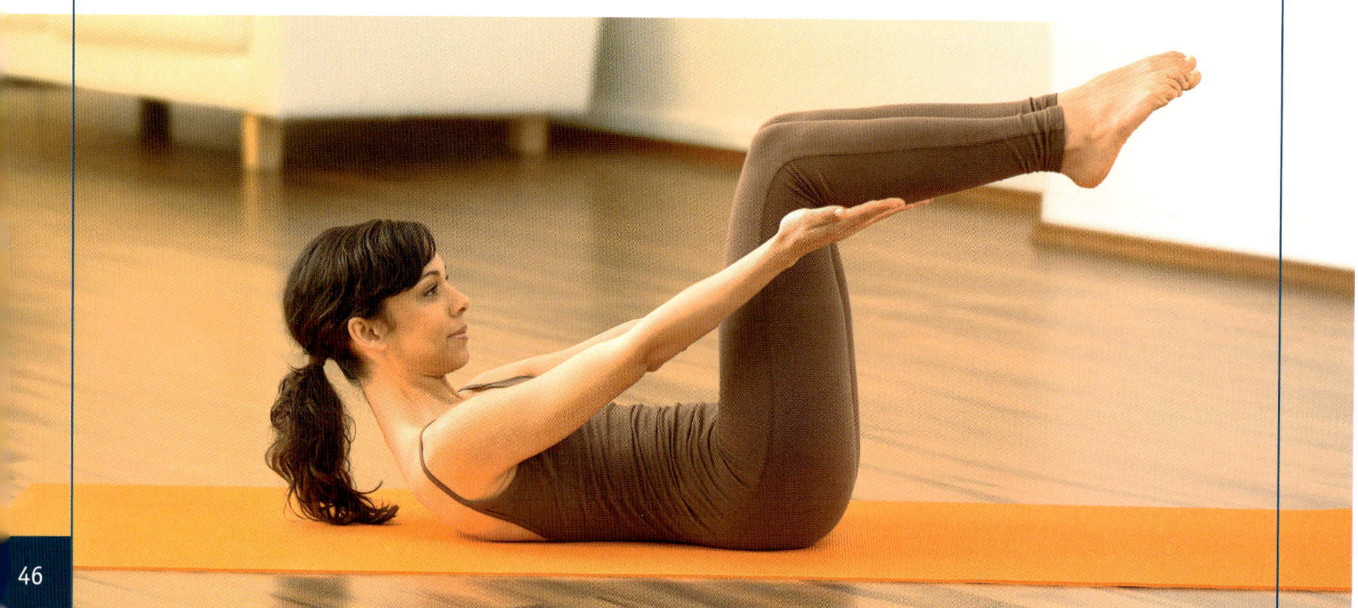

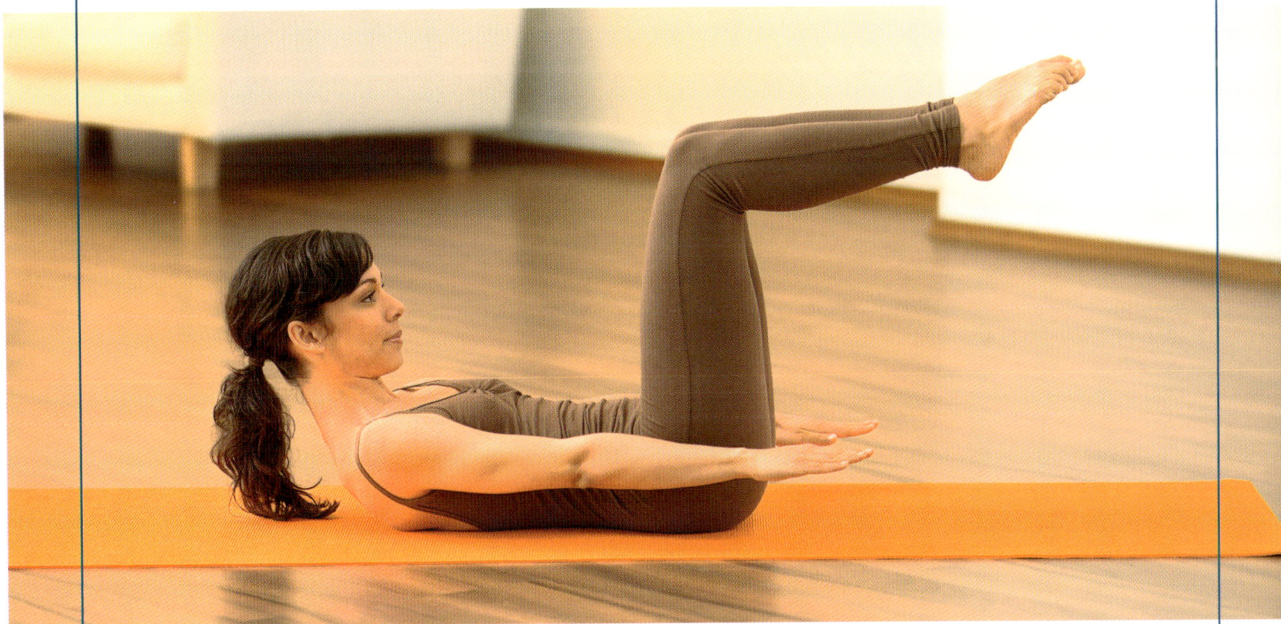

POSITION DE DÉPART

- Vous êtes couché sur le dos, en appui sur les reins, les jambes pliées à 90° (position de la marche) et écartées de la largeur des hanches. La tête et les épaules sont relevées et le regard se porte sur les genoux. Les épaules et la nuque restent détendues, le cou est allongé. Les bras se trouvent le long du corps et sont levés parallèlement au sol.

INSPIRATION

- Tournez vos paumes vers le ciel et levez les bras quasiment jusqu'aux genoux, comme si vous vouliez puiser de l'eau. Les doigts sont tendus et le ventre se bombe un peu.

EXPIRATION

- Tournez vos paumes vers le sol puis abaissez vos bras en rythme, en deux paliers successifs, comme un double staccato. Le nombril se rapproche alors de la colonne vertébrale, également en deux paliers. Les omoplates sont abaissées.

INSPIRATION/EXPIRATION

- À l'inspiration, retournez vos paumes comme pour puiser de l'eau.

À l'expiration, pompez vers le bas avec vos bras, en deux temps.

Répétez l'ensemble sur 6 à 8 inspirations.

Swimming

La « nage » fait également partie du programme Pilates classique. Elle renforce l'ensemble de la musculature dorsale, les épaules, les fessiers et les côtés des jambes et est particulièrement conseillée aux personnes passant beaucoup de temps assis dans l'exercice de leur profession.

POSITION DE DÉPART

- Vous êtes couché sur le ventre. Tendez les bras vers l'avant en les écartant très légèrement, vos paumes tournées vers l'intérieur. Tendez vos jambes vers l'arrière. Le bassin et la colonne vertébrale sont en position neutre. Le regard est dirigé vers le sol.

Idée : Vous êtes allongé sur un matelas pneumatique que vous laissez dériver sur une mer d'huile.
Détail : Maintenez votre Powerhouse activé durant toute la durée de l'exercice, le nombril rentré, en respirant par les côtés de la cage thoracique. En maintenant bien votre force intérieure, vous évitez au haut de votre corps de tanguer d'un côté ou de l'autre et assurez ainsi sa stabilité. Les genoux sont stables et semblent « plâtrés », les bras sont tendus, les coudes toutefois souples. Abaissez énergiquement vos omoplates vers les poches de votre pantalon, pour avoir l'impression que votre cou s'allonge.

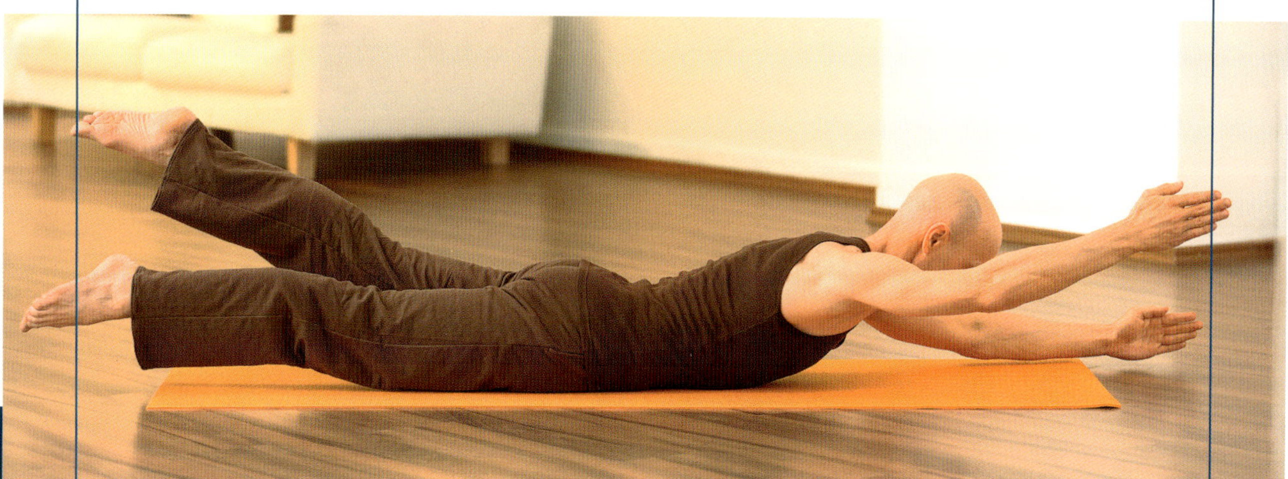

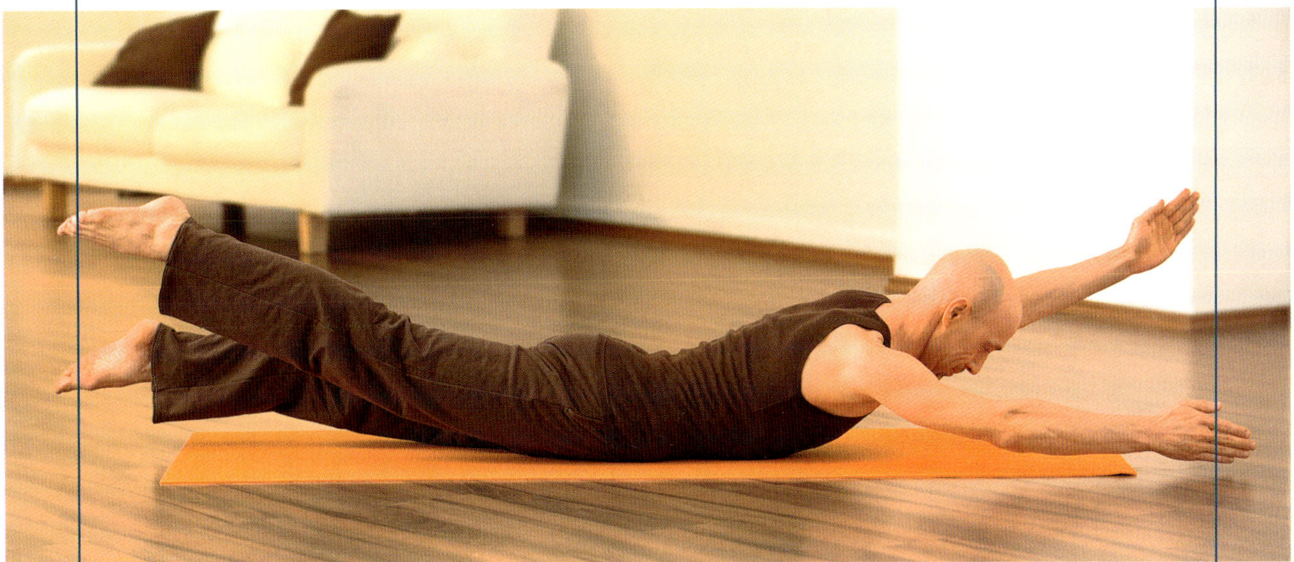

INSPIRATION

- Soulevez les jambes et les bras, abaissez vos omoplates vers les poches de votre pantalon, étirez la nuque. Poussez le haut de votre crâne vers l'avant.

EXPIRATION

- Activez votre Powerhouse. Levez asymétriquement le bras droit en partant de l'articulation de l'épaule et la jambe gauche en partant de la hanche.

INSPIRATION/EXPIRATION

- À l'inspiration, levez le bras gauche et la jambe droite. Lors des respirations suivantes, alternez doucement ces mouvements, en rythme. À chaque battement, les jambes et la colonne vertébrale sont étirés. Le bas du ventre reste soulevé du sol et forme comme une caverne.

Au fur et à mesure des respirations, vous devez parvenir à une certaine fluidité harmonieuse des mouvements, qui vous permettra de maintenir le rythme choisi. Il est préférable, au début, d'effectuer des mouvements un peu plus petits et plus lents. Au fil de l'entraînement vous pourrez accélérer le tempo si vous le souhaitez, en maintenant la respiration à la même vitesse.

Effectuez cet exercice sur 10 respirations.

Knee Push & Pull

Visuellement, cet exercice n'a rien de spectaculaire. Il sollicite pourtant énormément votre Powerhouse et exige une bonne compréhension de ce qu'est la stabilité du bassin et du tronc. Les muscles profonds du ventre, ainsi que la musculature de l'avant du bassin, sont travaillés. Le fait de solliciter de manière différente des muscles qui se trouvent proches les uns des autres représente une difficulté supplémentaire.

Idée : Le bas du dos est fixé au tapis de sol, comme attaché par une ancre sur les profondeurs de l'océan.
Détail : Abaissez vos jambes seulement jusqu'à un niveau où votre Powerhouse activé parvient à maintenir votre bassin et où votre colonne vertébrale au niveau des reins reste en contact avec le sol. Les genoux restent pliés à angle droit, seules les hanches travaillent.
Précaution : Si vous soulevez les reins du sol, cet exercice deviendra trop éprouvant pour votre dos. Faites toujours attention à garder le nombril rentré en permanence.
Variante : Vos abdominaux profonds sont déjà bien entraînés et vos ischio-jambiers suffisamment étirés ? Vous pouvez alors effectuer l'ensemble de cet exercice jambes tendues.

POSITION DE DÉPART

- Vous êtes couché sur le dos, les jambes écartées de la largeur des hanches, en position de la marche. Le bas du dos est en contact avec le sol. Les mains sont placées à l'arrière de la tête, les coudes écartés. Soulevez la tête et les épaules de manière à ce que seules les pointes de vos omoplates soient encore en contact avec le tapis. Les épaules sont bien ouvertes, les omoplates sont abaissées vers les poches de votre pantalon.

INSPIRATION

- Maintenez la position de départ et étirez votre colonne vertébrale jusque dans la nuque.

EXPIRATION

- Rentrez énergiquement le nombril. Les jambes descendent légèrement en dessinant un petit arc. L'angle formé par les articulations des genoux reste alors inchangé, car le mouvement doit exclusivement avoir lieu au niveau des hanches. Les pieds se rapprochent du sol, sans le toucher pour autant. Le bas du dos est solidement ancré au sol.

INSPIRATION/EXPIRATION

- À l'inspiration, maintenez vos jambes abaissées. À l'expiration, revenez à la position initiale.

Répétez l'ensemble 8 à 10 fois.

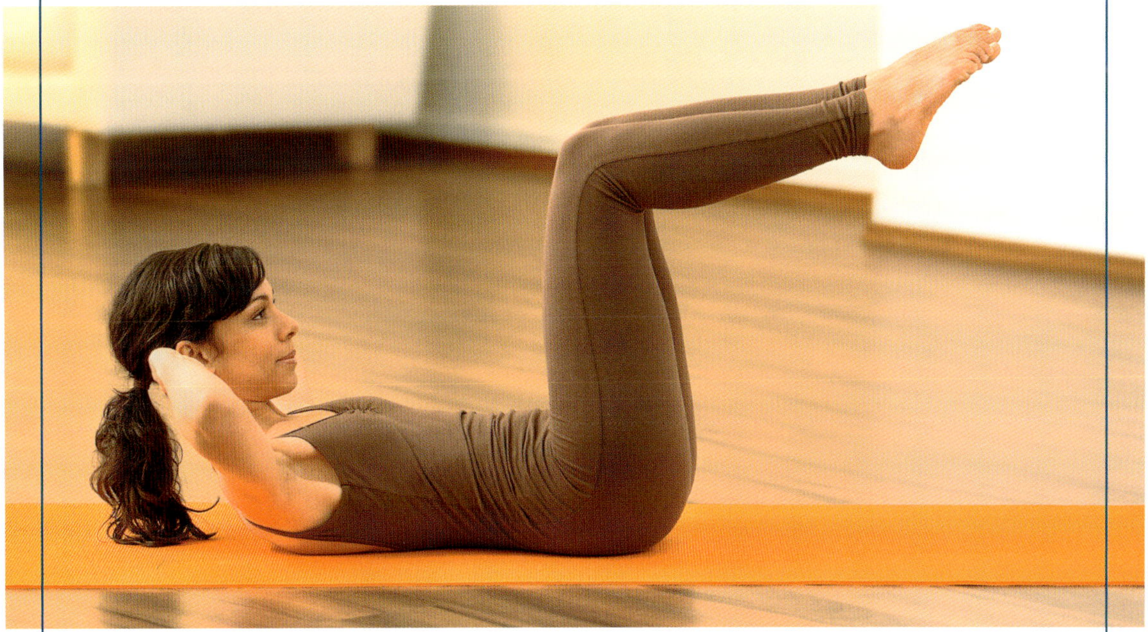

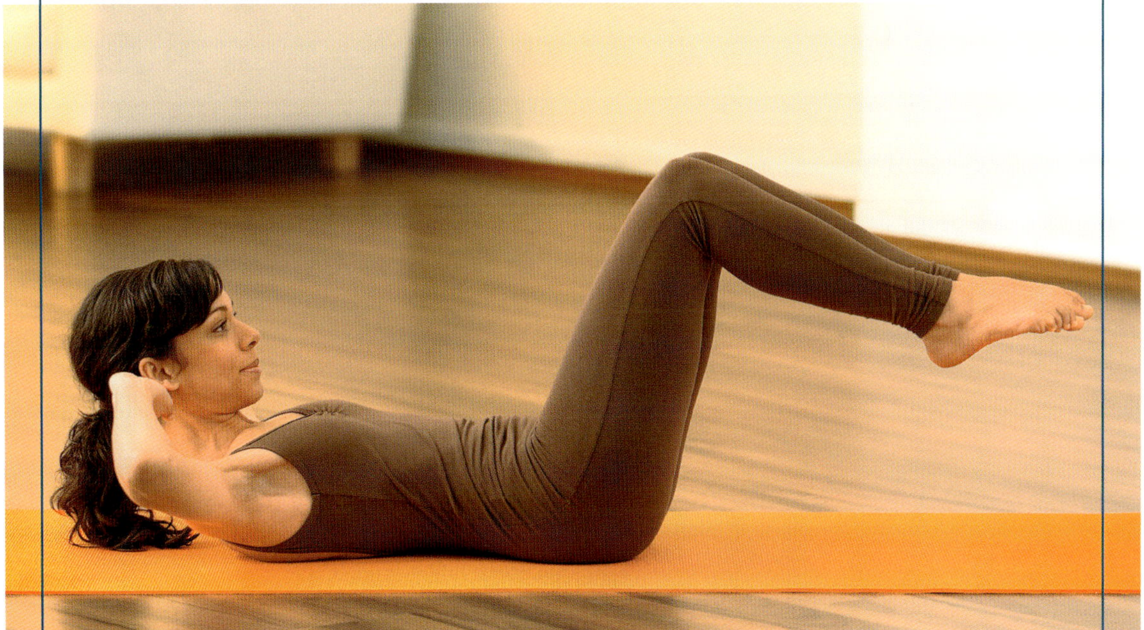

Single Leg Stretch

L'« allongement d'une seule jambe » est un exercice exigeant destiné au niveau intermédiaire. Il sollicite intensivement les abdominaux profonds et améliore la coordination et la maîtrise du corps. La musculature de la hanche est doucement étirée. La difficulté consiste à coordonner les mouvements des jambes et la respiration, tout en stabilisant l'ensemble du tronc avec le bassin. L'alternance des mains sur les genoux requiert, en outre, une parfaite coordination.

Idée : Le bas de votre dos est fermement attaché au sol à l'aide d'une ancre.
Détail : Lorsque vous tendez la jambe, le bas de votre dos doit adhérer au sol. Plus vous abaissez votre jambe tendue vers le sol, plus vous faites appel aux forces stabilisatrices au niveau du centre de votre corps, afin de ne pas trop vous cambrer. Les jambes bougent en rythme, le bassin et le tronc sont fixes. La mâchoire, le cou et la nuque restent détendus.

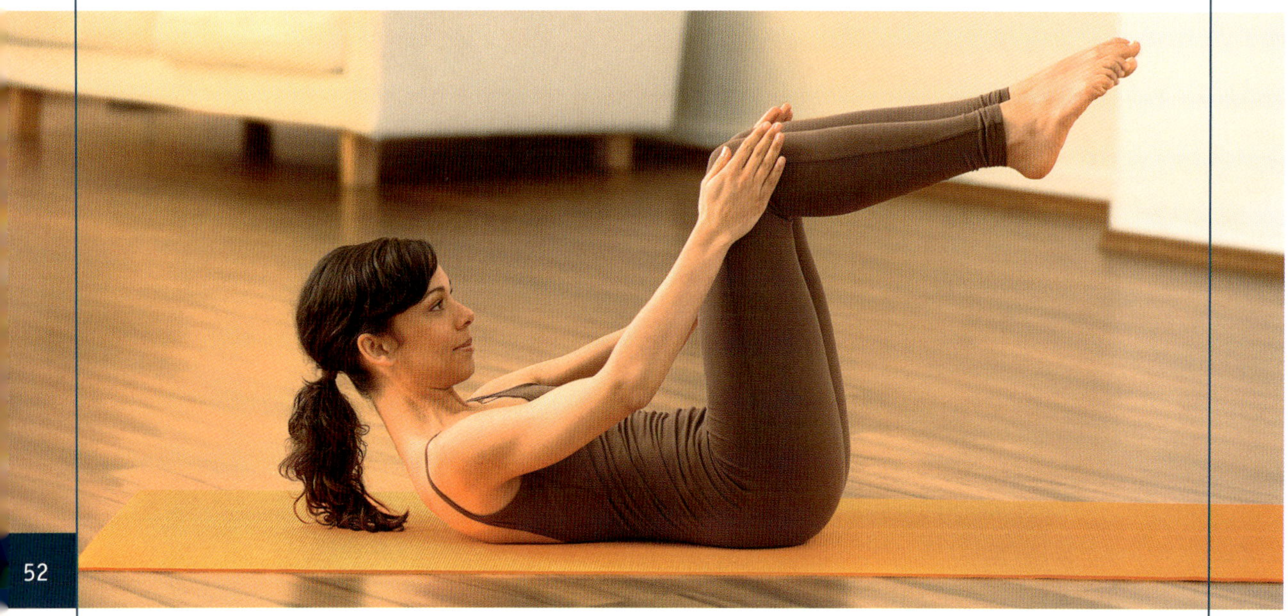

POSITION DE DÉPART

- Couchez-vous sur le dos. Décollez la tête, les épaules et les omoplates du sol et ramenez les deux jambes en position dite « de la marche ». La colonne vertébrale située au niveau des reins repose délicatement sur le sol. Les mains sont placées sur les côtés des genoux, les épaules et la nuque sont détendues.

INSPIRATION

- Éloignez les épaules des oreilles, abaissez vos omoplates. Posez délicatement vos mains des deux côtés du genou gauche, sans le tirer vers le tronc.

EXPIRATION

- Rentrez le nombril et tendez la jambe droite. Imaginez-vous que la longueur de votre jambe débute dans le centre de votre corps. Laissez-la flotter juste au-dessus du sol. Le genou gauche reste dans sa position de départ.

INSPIRATION/EXPIRATION

- À l'inspiration, revenez à la position initiale. À l'expiration, tendez la jambe gauche.

Tendez chaque jambe 5 fois, en alternant.

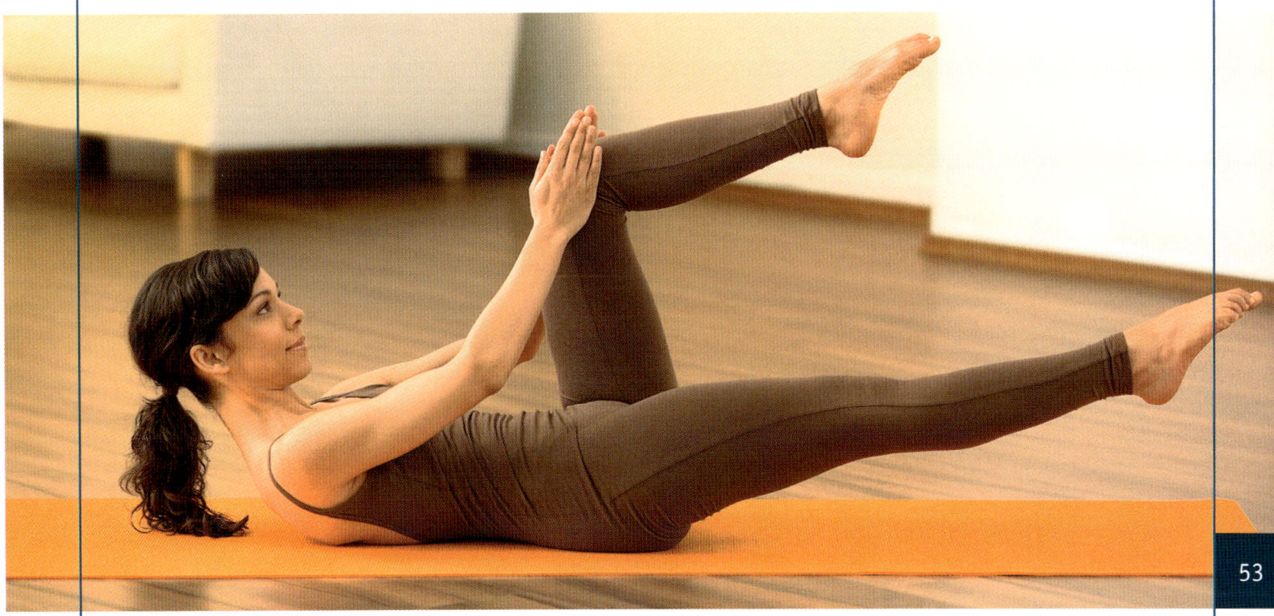

Side Kick

Cet exercice vous demande, pour la première fois, de stabiliser votre tronc en position latérale, en sollicitant les muscles profonds, tout en dessinant de grands arcs vers l'avant avec l'une de vos jambes. L'exercice présenté ici, issu de la série des Side Kicks, étire et renforce la musculature de la hanche. En l'effectuant correctement, vous sentirez très vite que même les petits et moyens fessiers sont sollicités. En outre, vous vous rendrez compte de l'importance du Powerhouse dans le maintien du corps en position latérale, et du bassin et de la colonne vertébrale en position neutre. Travaillez lentement et de manière concentrée !

Idée : La jambe en mouvement « passe un coup d'éponge » sur une assiette horizontale. La hauteur de l'assiette ne varie pas.
Détail : Pour vous permettre d'orienter votre colonne vertébrale plus facilement, vous pouvez placer une serviette enroulée sous votre taille. Lorsque vous bougez la jambe, le bassin et le tronc restent immobiles et stables. Travaillez clairement avec votre Powerhouse ! Ne vous cambrez pas en ramenant la jambe vers l'arrière. Les épaules restent à la verticale, l'une au-dessus de l'autre.

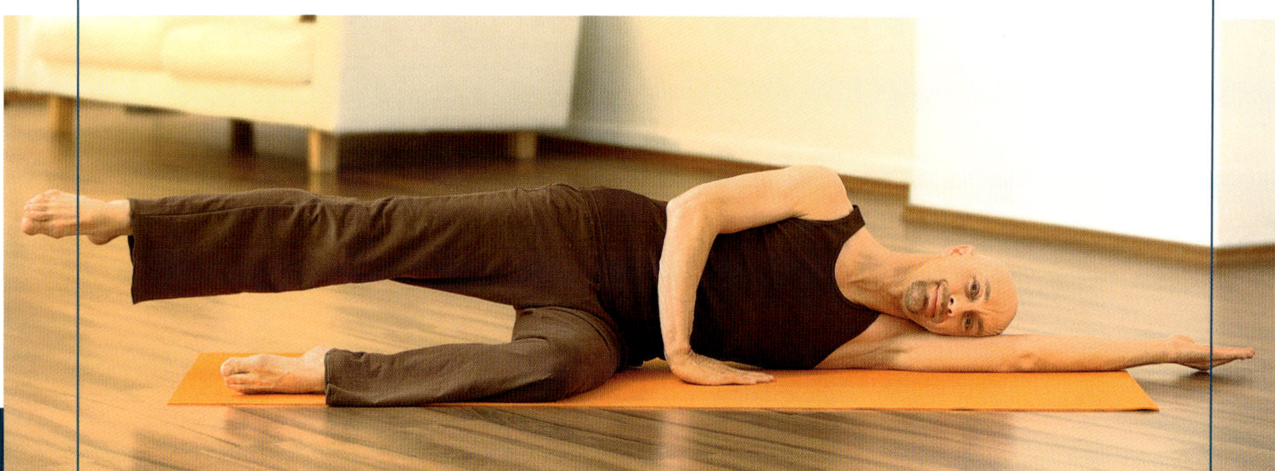

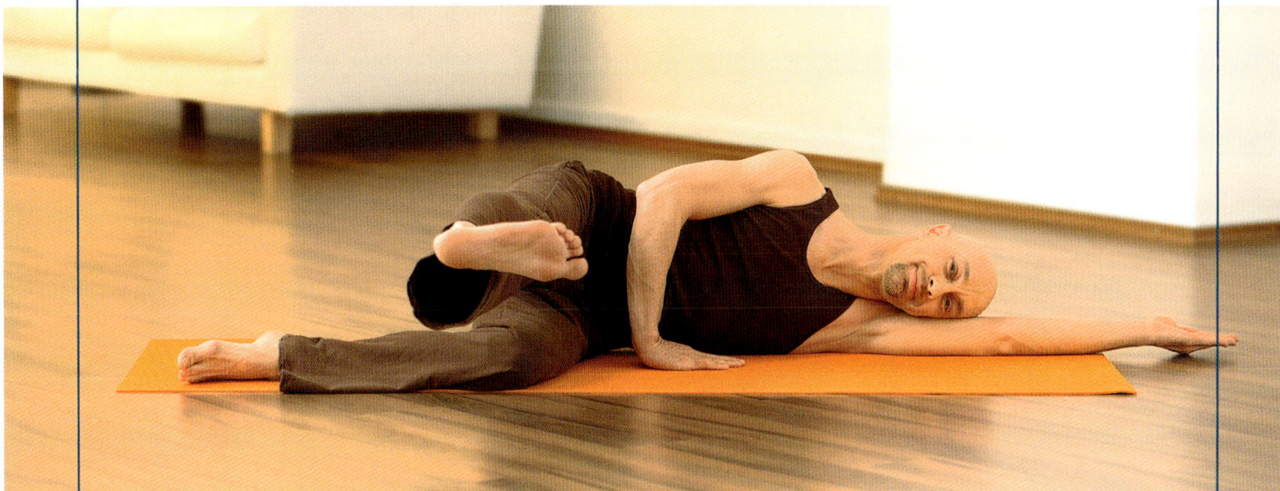

POSITION DE DÉPART

- Le simple fait de maintenir la position décrite ici durant quelques respirations est déjà un exercice en soi. Vous allez vous en rendre compte.
- Vous êtes couché sur le côté gauche. Tendez le bras gauche et posez votre tête dessus (il peut être plus confortable de placer une couverture entre les deux). La paume de votre main est tournée vers le haut. Pour plus de stabilité, la jambe gauche est pliée à angle droit. Le bras droit prend appui devant le tronc. La jambe droite est levée à hauteur de la hanche et tendue énergiquement et le plus loin possible, dans l'alignement du corps. Le bassin et la colonne vertébrale sont neutres. La partie gauche de la taille est décollée du sol, le triangle du bassin est vertical. Tirez vos omoplates vers les poches de votre pantalon. Tenez cette position.

INSPIRATION

- Dirigez la jambe droite vers l'avant, pied flex. Le bassin et la colonne vertébrale ne bougent pas et restent en position neutre. Allez aussi loin que vous pouvez, sans forcer.

EXPIRATION

- Rentrez le nombril, tendez la pointe de votre pied et ramenez votre jambe en position initiale, puis reculez-la encore de cinq centimètres. Vous ressentez alors une légère tension au niveau de la hanche.

INSPIRATION/EXPIRATION

- À l'inspiration, tendez la jambe vers l'avant, à l'expiration ramenez-la vers l'arrière.

Répétez l'exercice 8 à 10 fois, puis changez de côté.

Knee Lift

Le « lever de genou » est un exercice génial pour renforcer et stabiliser l'ensemble des muscles du tronc. On comprend alors ce que signifie que de garder la colonne vertébrale et le bassin en position neutre durant un mouvement. C'est un challenge, car il est difficile de maintenir la colonne vertébrale située au niveau des reins (le bas du dos) dans cette position. Les muscles des bras et de la ceinture scapulaire sont ici intensivement renforcés, et les articulations des mains sont soumises à un étirement agréable qui améliore leur mobilité.

Idée : Imaginez qu'un plateau garni de verres tient en équilibre sur votre sternum et l'arrière de votre tête. Surtout, ne renversez rien !
Détail : Les coudes sont fléchis d'environ 1 centimètre, c'est-à-dire pas complètement tendus, ni trop pliés. Prenez conscience des différentes tensions que vous ressentez dans votre corps lorsque vous soulevez, puis rabaissez vos genoux.
Variante : Au niveau avancé, vous pouvez choisir de maintenir en permanence vos genoux soulevés. À l'expiration, tendez une jambe, à l'inspiration, fléchissez-la.

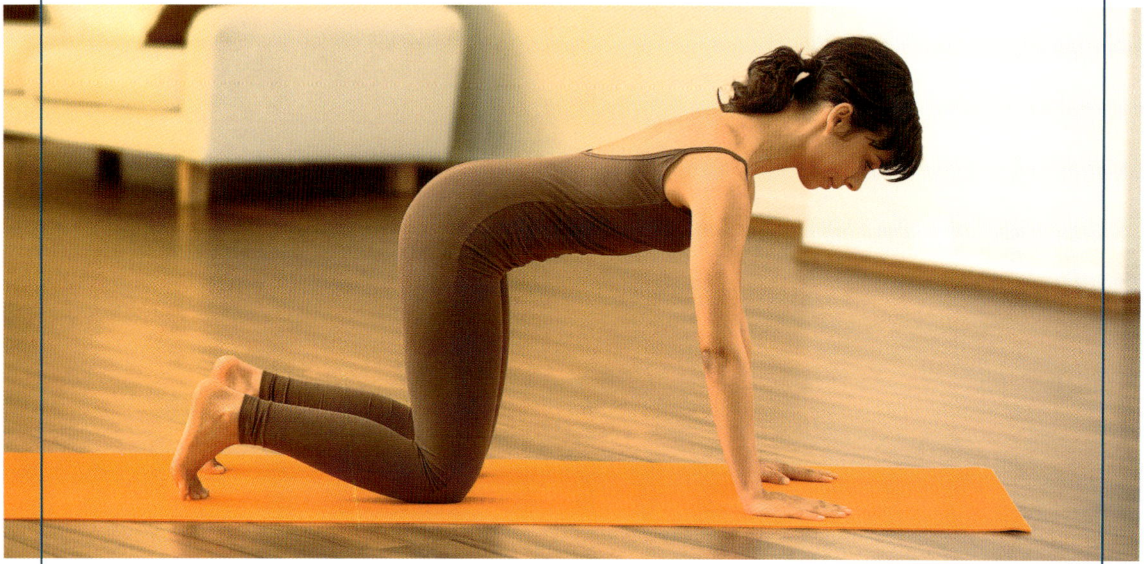

POSITION DE DÉPART

• Vous êtes à quatre pattes. Le bassin et la colonne vertébrale sont en position neutre.

INSPIRATION

> Éloignez vos épaules de vos oreilles et laissez glisser vos omoplates vers les poches de votre pantalon. Grandissez votre colonne vertébrale, de l'arrière de votre tête jusqu'au bout de votre coccyx.

EXPIRATION

• Ramenez votre nombril vers votre colonne vertébrale, tout en activant doucement les muscles du plancher pelvien. Tandis que votre tronc et votre bassin restent neutres, poussez avec vos paumes sur le sol et soulevez vos genoux de manière régulière à quelques centimètres au-dessus du tapis. Faites attention à ne pas déplacer alors votre tronc vers l'avant.

INSPIRATION/EXPIRATION

• À l'inspiration, maintenez cette position, comme en suspens. À l'expiration, redescendez les genoux au ralenti jusqu'au sol. À l'arrivée, inspirez de nouveau. À l'expiration, relevez les genoux.
Répétez le mouvement 10 fois.

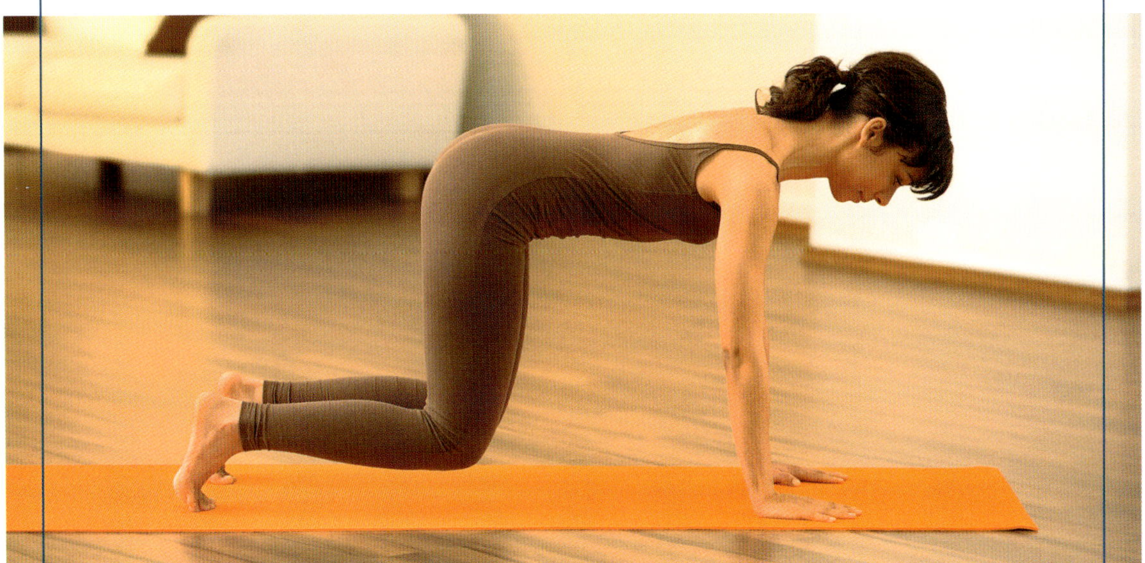

Swan Dive

Le « cygne » est une sorte d'appui tendu (ou pompe) simplifié. Cet exercice permet de renforcer intensivement les triceps et les muscles des épaules et du dos et améliore notre force de résistance au niveau du centre du corps. La colonne vertébrale est étirée dans la région de la poitrine, ce qui élargit et étire agréablement la cage thoracique vers l'avant. Les reins sont stabilisés grâce à la force du Powerhouse. Un bon exercice pour tous ceux qui doivent rester souvent assis.

Idée : Imaginez que vos bras sont deux puissants ponts élévateurs, qui soulèvent votre tronc.
Détail : A la montée et à la descente, les coudes restent près du tronc.
Précaution : Ne laissez pas vos fessiers se relâcher ! Lorsque vous montez le haut de votre corps, il est important que la colonne vertébrale située au niveau de vos reins et votre bassin soient stabilisés, à l'aide de votre Powerhouse.

POSITION DE DÉPART

- Vous êtes couché sur le ventre, le tronc et le bassin en position neutre. Posez les mains à plat sous les épaules près de la cage thoracique, les coudes dirigés vers le plafond. La tête et le sternum sont légèrement relevés, le visage est parallèle au sol, le cou est allongé. Les jambes sont écartées de la largeur des hanches et tendues jusqu'à la pointe des pieds.

INSPIRATION

- Grandissez-vous et éloignez les oreilles de vos épaules. Les omoplates se rapprochent légèrement et s'enfoncent dans le dos. À la fin de l'inspiration, tirez les coudes vers les talons.

EXPIRATION

- Rentrez le nombril et activez votre Powerhouse. Poussez sur le sol avec les paumes de vos mains ; projetez le sternum vers l'avant et soulevez le haut de votre corps à l'aide des muscles de votre dos, d'abord un petit peu, puis lentement le reste de votre tronc, jusqu'à ce que vos bras soient tendus. Le bassin reste stable grâce à une ceinture de force solide et se soulève également. La paroi abdominale reste rentrée.

INSPIRATION/EXPIRATION

- Durant l'inspiration, restez stable et gardez le tronc en l'air. À l'expiration, revenez doucement à la position initiale.

Répétez 6 à 8 fois.

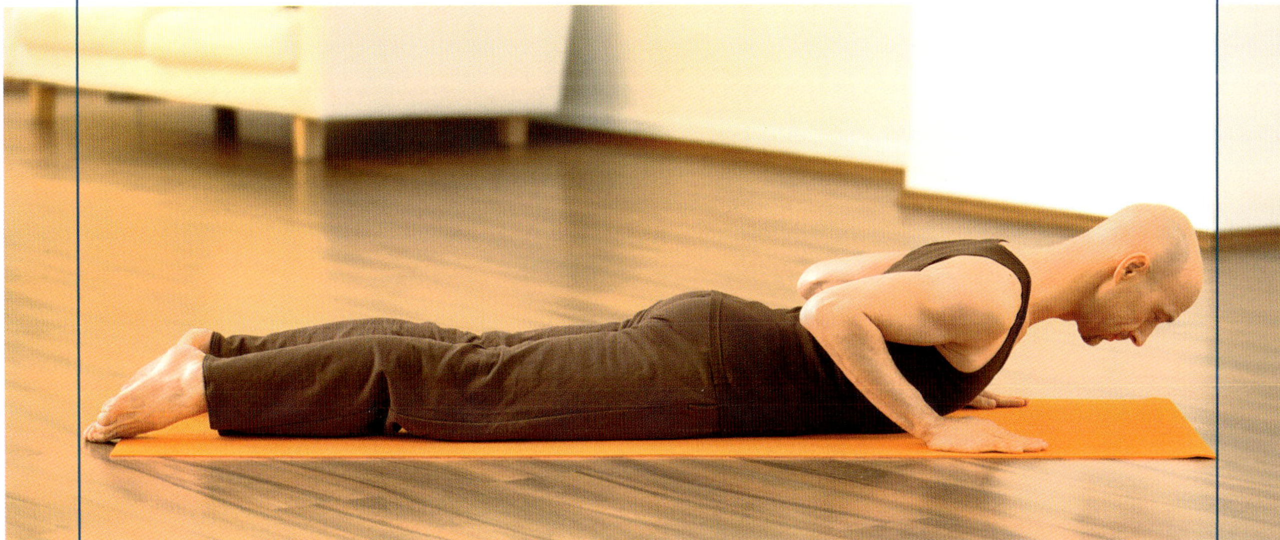

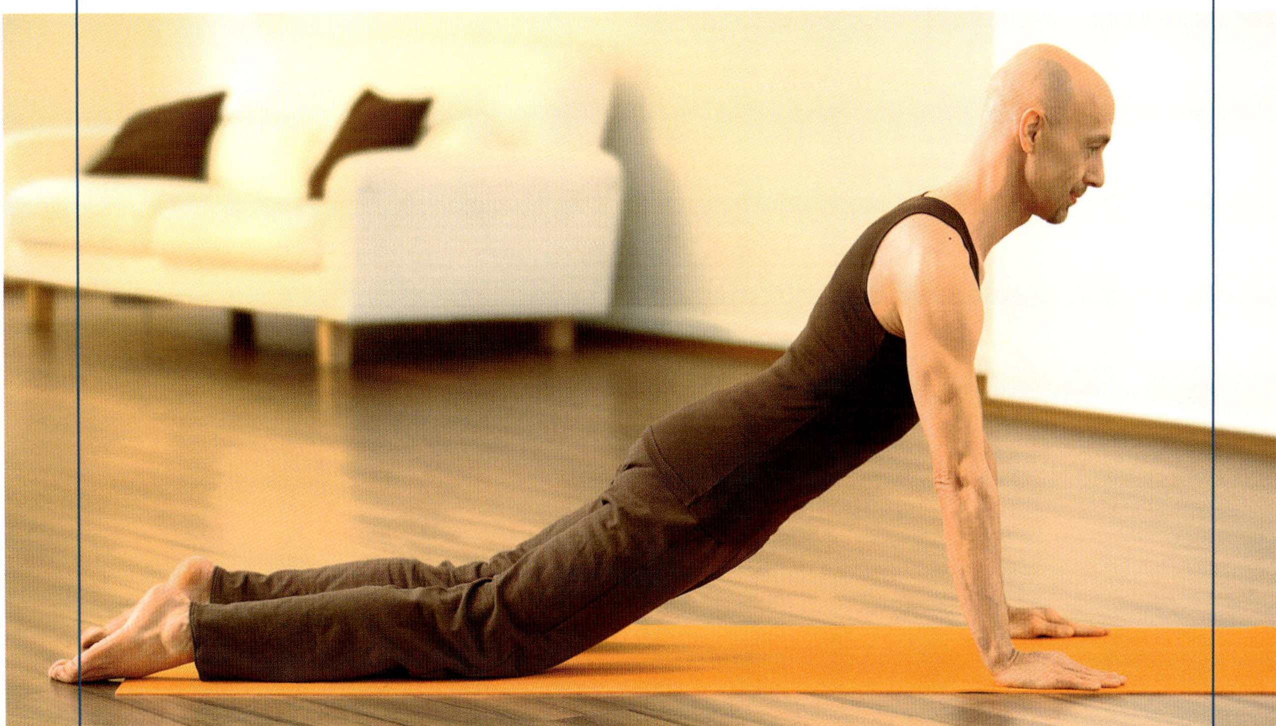

Leg Circles

Les « cercles de jambe » améliorent les capacités de centrage de votre corps dans leur globalité. Ils mobilisent les articulations des hanches et renforcent les muscles de cette zone. En outre, ils permettent d'étirer les côtés de la jambe en mouvement. Cet exercice semble facile, mais cette impression est trompeuse. Effectué correctement, sa difficulté réside dans le fait de maintenir l'ensemble du tronc stable et immobile, tandis qu'une des jambes bouge de manière circulaire. Pour cela, vous devez déjà parfaitement maîtriser l'exercice intitulé Knee Circles (page 34).

Idée : Votre gros orteil est un pinceau. Utilisez-le pour dessiner des cercles précis et bien ronds sur un papier placé au-dessus de vous, au plafond.
Détail : Commencez par effectuer de très petits cercles et observez la stabilité du reste de votre corps, en particulier au niveau du bassin du côté opposé. Petit à petit, augmentez la taille des cercles. Vos deux fesses restent en contact permanent et équilibré avec le tapis de sol.
Précaution : Si vos hanches craquent, il vous faut dessiner de plus petits cercles. Si vous ne parvenez pas à tendre complètement la jambe levée, pliez légèrement le genou.

POSITION DE DÉPART

- Vous êtes couché sur le dos en position neutre. Les bras sont relâchés des deux côtés du corps, paumes vers le sol. Tendez la jambe droite à la verticale vers le plafond, pointe du pied tendue. Votre rotule est dirigée vers vous. La zone épaules/nuque repose, détendue, sur le sol.

INSPIRATION

- Grandissez la jambe levée vers le haut, étendez bien celle posée au sol.

EXPIRATION

- Avec la jambe qui est levée, commencez à décrire de petits cercles vers l'extérieur (la jambe s'éloigne alors de votre corps et descend en direction du sol), tout en maintenant la position neutre, le Powerhouse énergique et les épaules collées au tapis.

INSPIRATION/EXPIRATION

- À l'inspiration, fermez le cercle jusqu'à ce que votre jambe soit de nouveau en position verticale au-dessus de vous. À l'expiration, refaites un cercle. Un mouvement fluide et circulaire se crée, en rythme avec votre respiration.

Dessinez 8 à 10 cercles précis et ronds dans les airs. Après une courte pause, changez de jambe.

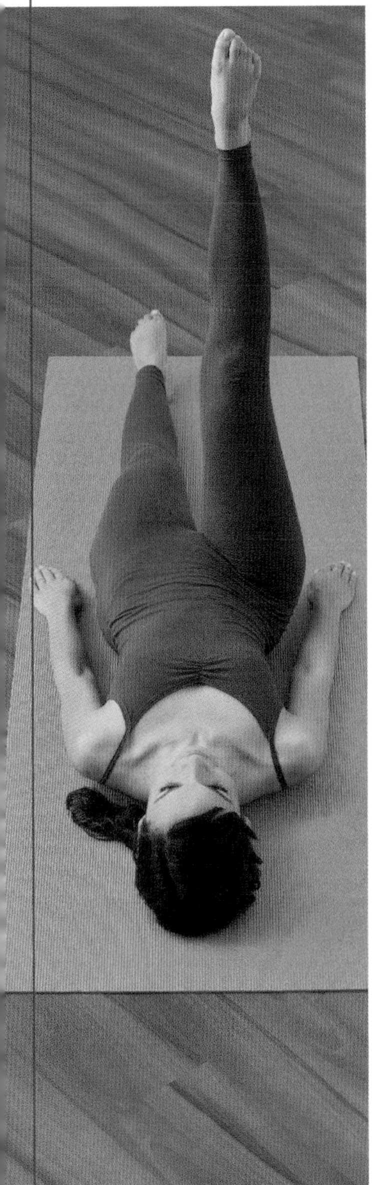

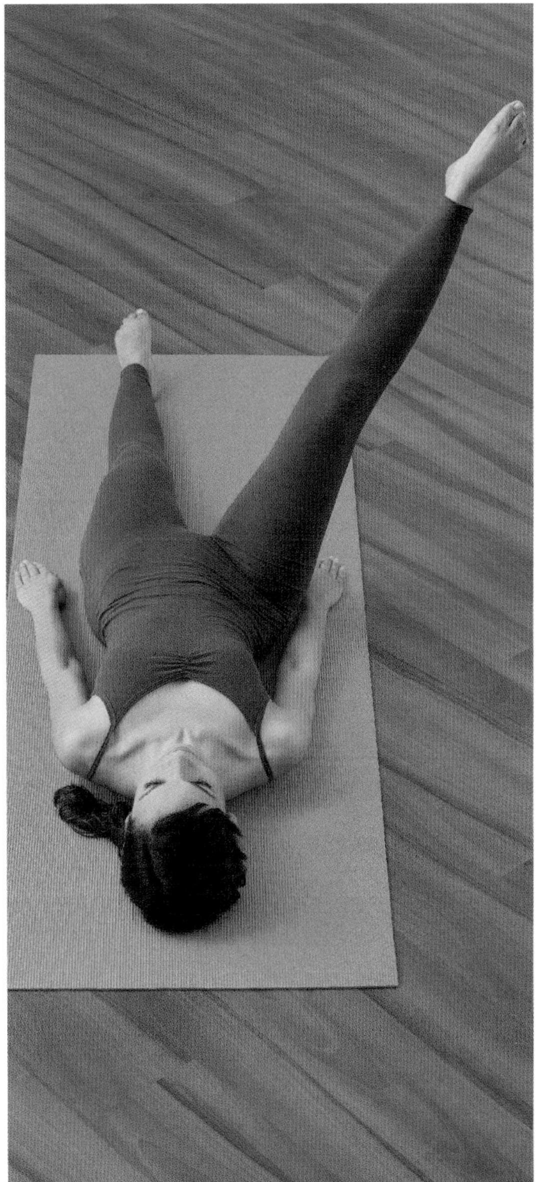

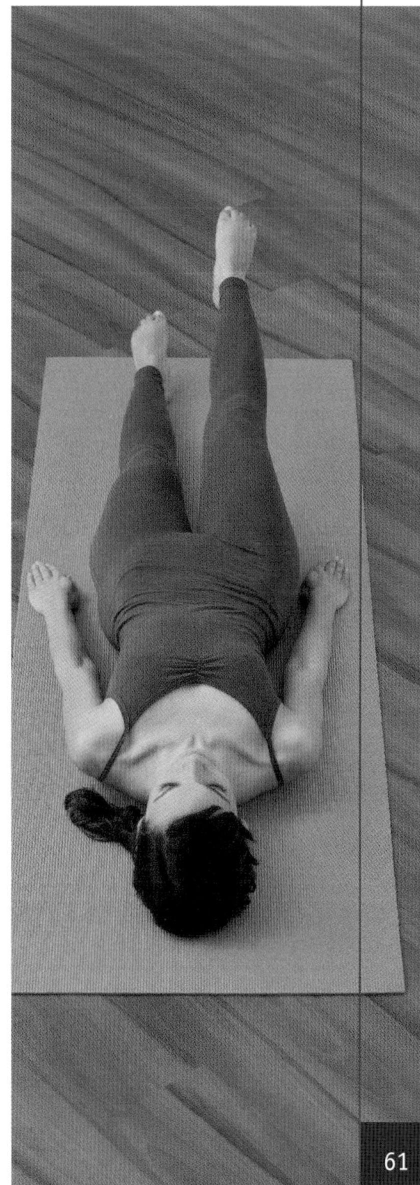

Roll Up

L'« enroulement » fait travailler les abdominaux profonds, et en particulier les abdominaux droits. Le fait de bouger la colonne vertébrale de manière segmentée, c'est-à-dire de la dérouler vertèbre par vertèbre, doit déjà être devenu une habitude pour vous, grâce aux exercices travaillés précédemment.

POSITION DE DÉPART

- Vous êtes couché sur le dos, le bassin et la colonne vertébrale en position neutre. Le cou est étiré. Les bras sont posés le long du corps. Les jambes sont écartées de la largeur des hanches, pieds flex.

Idée : Soulevez votre dos du sol comme si vous épluchiez très lentement une banane. Vos jambes sont lourdes comme du plomb.
Détail : Travaillez chaque partie sans à-coup et sans élan. Les épaules et la nuque doivent rester aussi détendues et écartées que possible. Un Powerhouse énergique est particulièrement important et utile.
Variante : Au niveau avancé, marquez une pause au milieu de chaque enroulement et déroulement. Inspirez alors, puis continuez le mouvement sur l'expiration suivante.

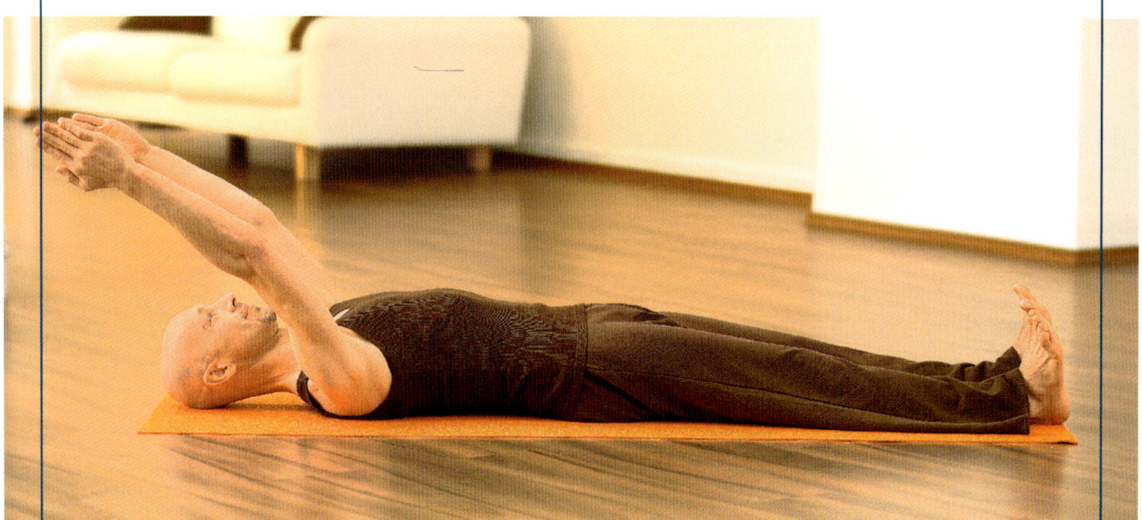

INSPIRATION

- Placez les bras loin derrière la tête, tout en les maintenant bien souples. Tenez la position neutre.

EXPIRATION

- Activez votre Powerhouse et, simultanément, ramenez vos bras vers le haut, puis vers l'avant en direction des pieds. La tête, les omoplates, la poitrine, puis les reins se décollent alors du sol dans un mouvement fluide. Lors de cet enroulement, l'ensemble de la colonne vertébrale forme un « C » harmonieux. Les talons sont alors poussés énergiquement vers l'avant. Le regard fixe les orteils. Essayez de remonter votre tronc en le maintenant le plus rectiligne possible. À la fin de ce mouvement, vous êtes en position assise.

INSPIRATION/EXPIRATION

- À l'inspiration, étirez votre colonne vertébrale et levez les bras souplement vers le ciel. À l'expiration suivante, rentrez le nombril, replacez vos bras à l'horizontale, ramenez vos omoplates vers les poches de votre pantalon, tendez la pointe de vos pieds et déroulez le bassin vers l'arrière sur les ischions. Avec fluidité et concentration, déroulez vos vertèbres, l'une après l'autre, pour revenir en position initiale.

Au début, essayez de répéter ce mouvement au moins 4 fois, puis montez jusqu'à 10 fois.

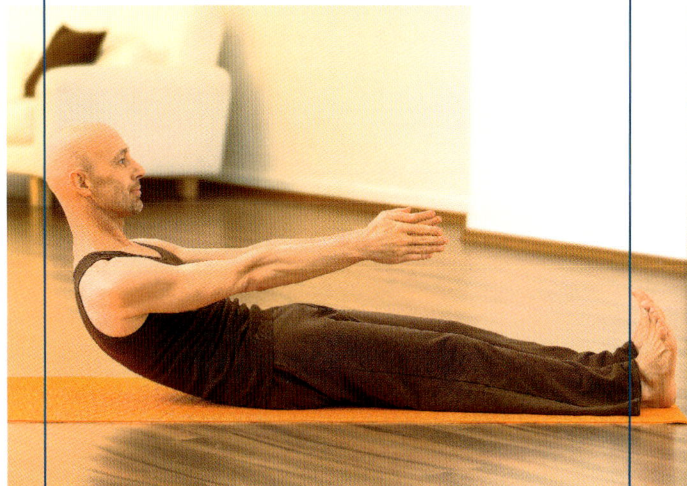

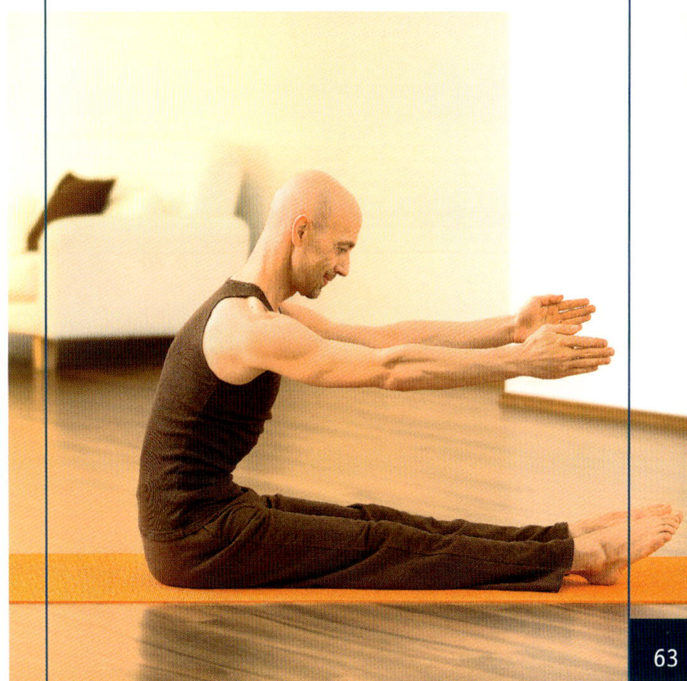

The Saw

La rotation latérale et douce demandée dans cet exercice vous permet d'étirer votre dos et l'arrière de vos jambes. Le mouvement combiné de la rotation et de l'étirement mobilise la colonne vertébrale, assouplit les muscles du dos et fait travailler la musculature latérale du tronc. La rotation aide les poumons à se libérer de l'air vicié.

Idée : Imaginez que vous vous penchez sur un gros ballon de gymnastique. Pendant la rotation, un assistant imaginaire tire sur le bout de vos doigts et étire vos bras.
Détail : L'ensemble du mouvement décrit ici est fluide et suit le rythme de votre respiration. Le bas du dos reste en permanence bien droit. Dans l'ensemble, la colonne vertébrale forme un long « C », bien étiré.

POSITION DE DÉPART

- Vous êtes assis sur le tapis de sol, jambes tendues. Les talons sont poussés vers l'avant, les jambes bien écartées. La colonne vertébrale et le bassin sont neutres. Essayez de détendre au maximum la partie antérieure des muscles de vos hanches. Si cette position assise vous est difficile, asseyez-vous sur un support d'environ 5 centimètres de haut ou fléchissez légèrement les jambes. Étendez les bras sur les côtés à hauteur des épaules, les paumes vers l'avant, les coudes bien souples.

INSPIRATION

- Grandissez votre colonne vertébrale dans votre nuque et ancrez vos fesses au sol. Les épaules, les bras et les mains sont bien écartés et forment un arc.

EXPIRATION

- Le nombril fermement rentré, faites pivoter le haut de votre corps, vos bras et votre tête vers la droite, en initiant le mouvement à la taille. Les bras restent bien écartés. Inclinez ensuite le tronc vers l'avant au-dessus de vos jambes et tentez de toucher votre pied droit avec votre main gauche (mouvement de la scie), les fessiers restant collés au sol. La paume de la main droite va alors chercher loin derrière le corps, ce qui crée un mouvement d'étirement et de flexion fluide.

INSPIRATION/EXPIRATION

- À l'inspiration, déroulez la colonne vertèbre après vertèbre et revenez en position initiale.

À l'expiration, tournez-vous de l'autre côté.

Travaillez 5 fois chaque côté.

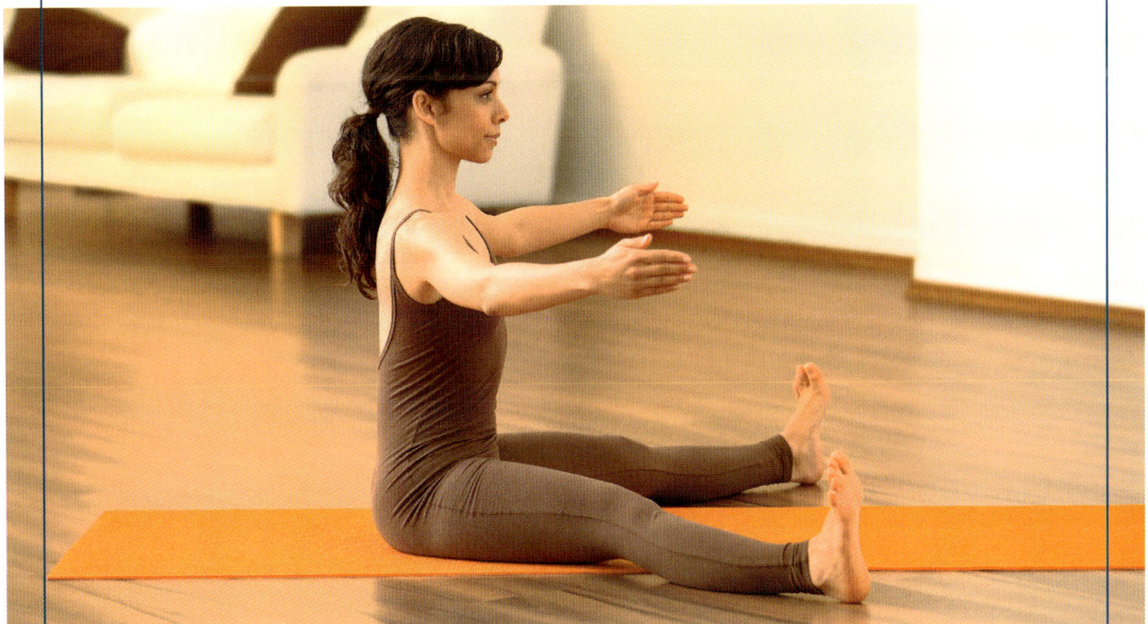

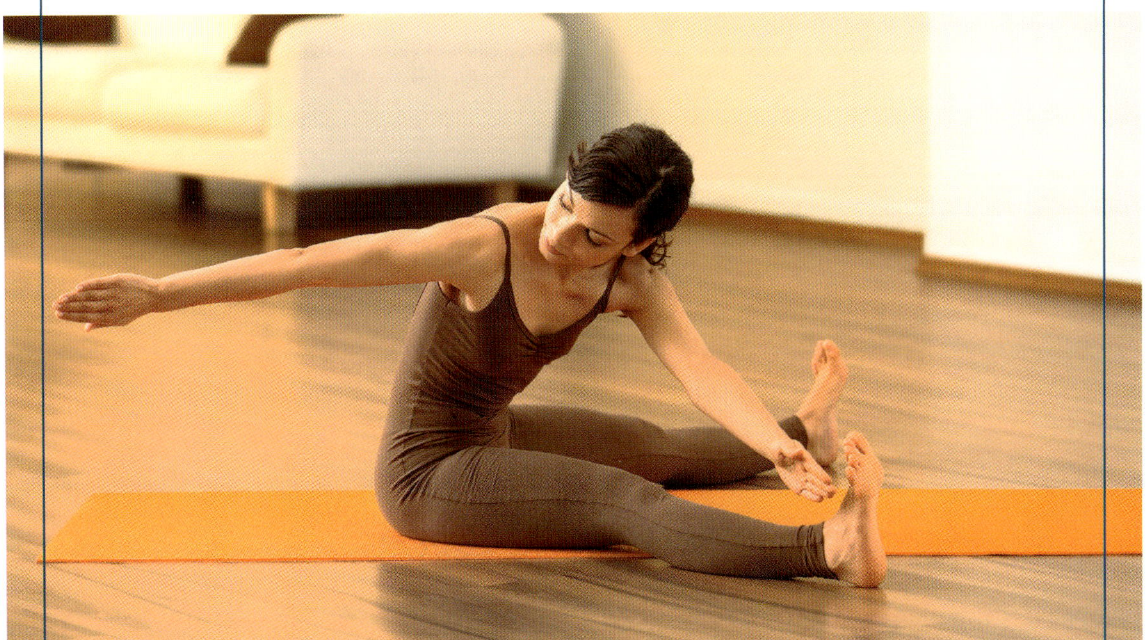

The Mermaid

Voilà un exercice d'étirement sensationnel pour la taille et les côtés du tronc. C'est le premier exercice qui exige une articulation latérale de la colonne vertébrale. Les étirements effectués des deux côtés vous permettent d'offrir à votre tronc une toute nouvelle mobilité et d'améliorer la qualité de votre respiration, grâce à l'étirement de la musculature intercostale. Après (et même pendant) une longue journée de travail, la « Sirène » est un exercice vraiment divin, car il vous place dans une dynamique qui met un peu de mouvement dans votre quotidien plutôt statique.

Idée : Vous êtes assis entre deux vitres que vous nettoyez à l'aide de vos bras et de l'avant et l'arrière de votre tronc.
Détail : Gardez bien les omoplates contre la cage thoracique et tirées vers le bas. Des deux côtés, laissez naître un mouvement fluide, en accord avec le rythme de votre respiration.

POSITION DE DÉPART

- Vous êtes assis, en position du Z, à savoir la jambe gauche pliée vers l'avant et la jambe droite pliée vers l'arrière, en appui sur le cou-de-pied.

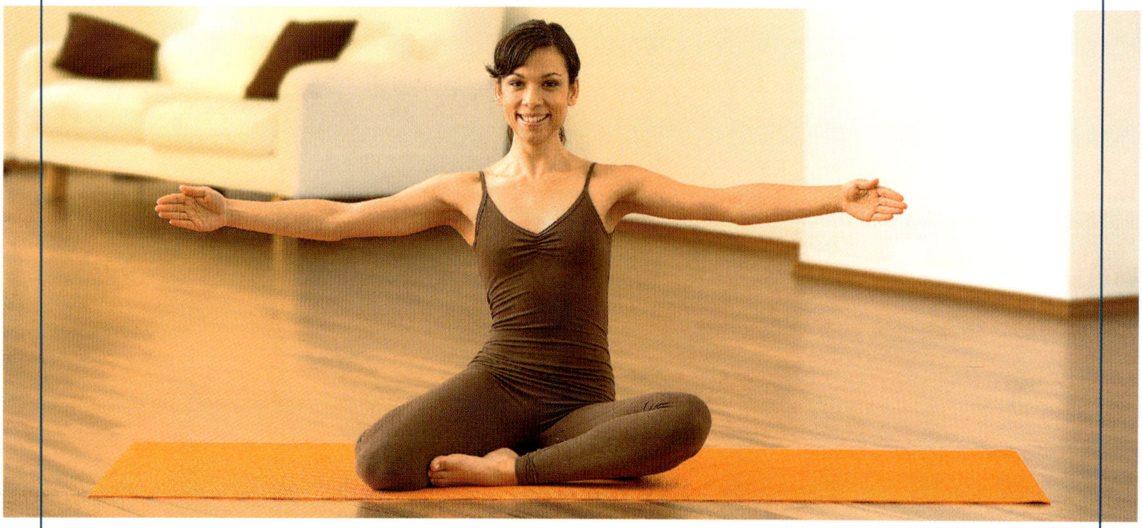

Essayez de laisser descendre votre fesse droite dans le sol. Ne vous asseyez pas sur votre talon droit ! Écartez les bras souplement sur les côtés.

INSPIRATION

- Levez le bras gauche à la verticale, l'omoplate glisse alors vers le bas. En même temps, étirez votre colonne vertébrale, sans projeter la cage thoracique vers l'avant ou cambrer les reins. Le cou est allongé, mais détendu.

EXPIRATION

- Inclinez le tronc sur la droite. Si nécessaire, prenez appui au sol avec votre main droite. Conservez un écart entre l'oreille et l'épaule gauches.

INSPIRATION/EXPIRATION

- À l'inspiration, revenez en position initiale. À l'expiration, posez la main gauche à environ 50 centimètres du bassin et inclinez-vous, Powerhouse activé, en prenant appui sur cette main. L'avant-bras gauche repose sur le tapis et la fesse droite s'abaisse. À l'inspiration, revenez en position initiale.

Inclinez-vous 5 fois de chaque côté, inversez les jambes et répétez l'exercice.

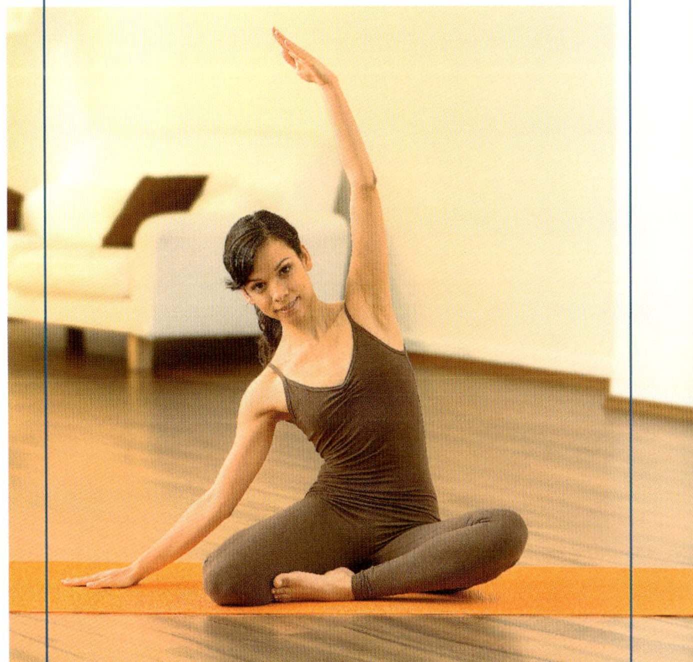

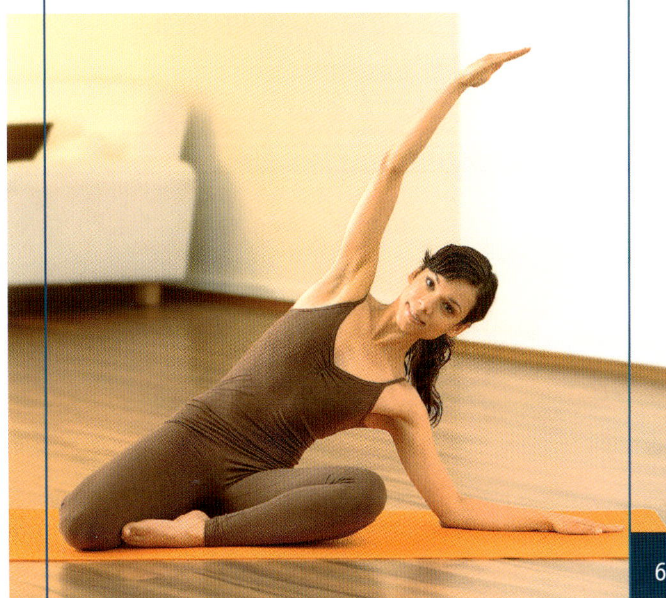

Single Straight Leg Stretch

Les personnes qui restent assises de longues heures durant la journée et qui sont peu actives au quotidien ont, en général, des abdominaux mous et des tendons raccourcis au niveau du jarret. Cet exercice fait travailler deux choses importantes : il permet de renforcer les abdominaux profonds et droits et étire, en outre, l'arrière des jambes. Le Single Straight Leg Stretch est l'adaptation, pour le niveau avancé, de l'exercice intitulé Single Leg Stretch, présenté en page 52.

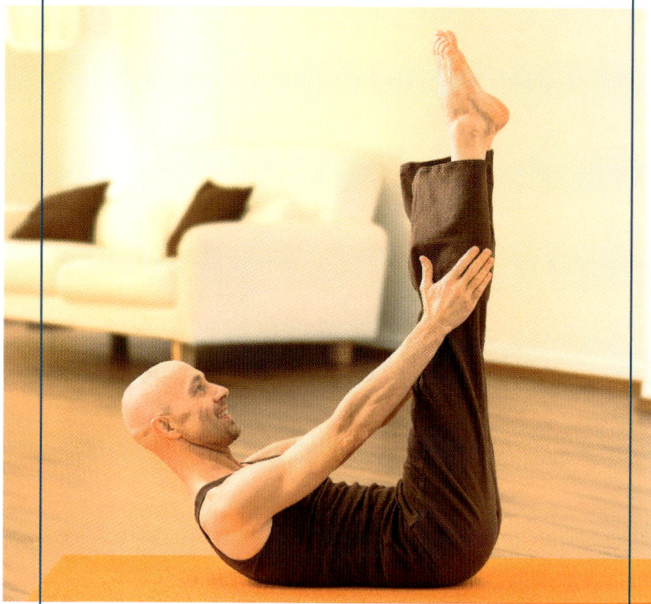

POSITION DE DÉPART

- Vous êtes couché sur le dos, la tête et les épaules décollées du sol. Le bas du dos est ancré au sol.

Idée : Le tronc et le bassin sont comme engoncés dans un lit en béton. La jambe en mouvement bouge sur un rail rectiligne.
Détail : A l'expiration, le nombril rentré et les deux jambes bien tendues, vous ressentez, dans la jambe levée, un étirement dans le tendon du jarret et, dans la jambe baissée, un allongement dans l'aine. Tendez les jambes autant que possible. Le bassin et le tronc ne bougent pas, seules les jambes glissent. Le Powerhouse est activé en permanence et la respiration a lieu au niveau de la cage thoracique.

La ceinture scapulaire est dans sa position naturelle. Les jambes sont en position de la marche, les mains posées sur l'extérieur des mollets.

INSPIRATION

- Grandissez votre colonne vertébrale et redressez les jambes vers le ciel, pointes des pieds tendues.

EXPIRATION

- Le Powerhouse bien stable, attrapez votre jambe gauche et ramenez-la légèrement vers le tronc,

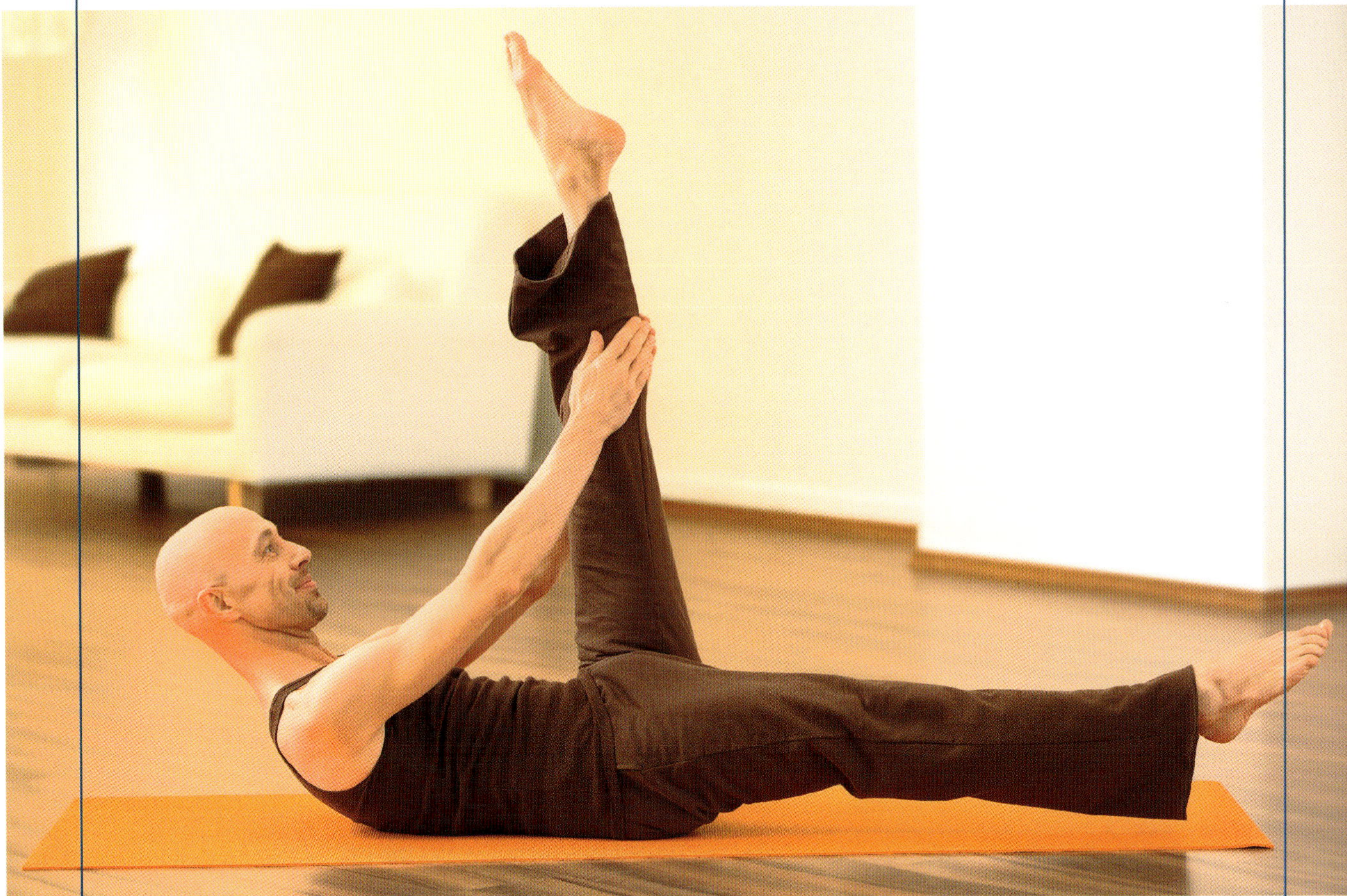

tandis que votre jambe droite redescend vers le sol. Pensez à bien rentrer le nombril. Les deux jambes sont parfaitement tendues jusqu'à la pointe des pieds. Les omoplates sont dirigées vers les poches de votre pantalon.

INSPIRATION/EXPIRATION

- À l'inspiration, ramenez vos deux jambes à la verticale, de manière maîtrisée. À l'expiration, répétez l'exercice en inversant les jambes.

Tirez 5 fois chaque jambe vers votre tronc.

Criss Cross

De par l'étirement rectiligne des jambes, le Criss Cross ressemble au Single Leg Stretch de la page 52. Mais étant donné que le tronc est ici étiré, ce sont, outre les abdominaux droits et transverses, surtout les abdominaux diagonaux qui sont sollicités.

POSITION DE DÉPART

- Vous êtes couché sur le dos, les jambes en position de la marche, pointes des pieds tendues. Laissez la colonne vertébrale située au niveau des

Idée : Le bassin et le bas du dos sont comme cimentés au sol.
Détail : Au cours de la rotation, gardez à l'esprit que c'est l'épaule qu'il vous faut rapprocher du genou opposé, et non pas le coude. Ne tirez vos épaules ni vers l'avant, ni vers le haut. La force qui permet la rotation du haut du tronc prend sa source au niveau du centre du corps. Rentrez encore davantage le nombril à chaque expiration. Faites pivoter uniquement la partie du tronc située au-dessus de votre nombril.

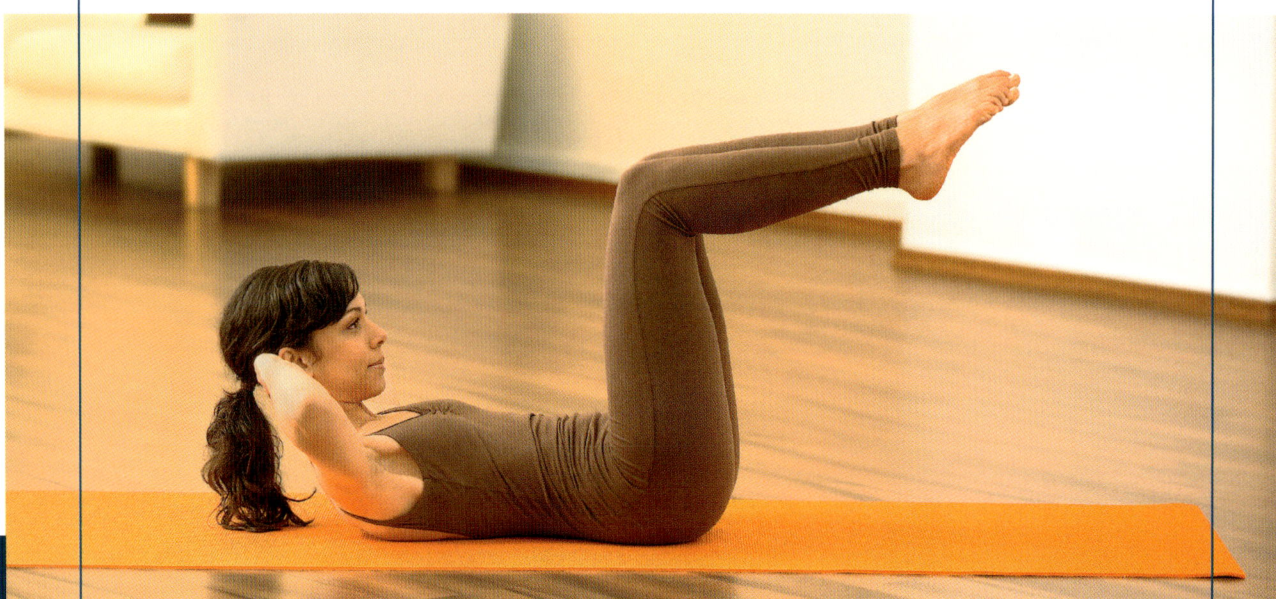

reins se fondre avec le sol. Les mains sont placées à l'arrière de la tête, les coudes écartés. La tête, la nuque et les épaules sont décollées du sol, le regard tourné vers les genoux. Les omoplates descendent le long du dos dans les poches de votre pantalon.

INSPIRATION

- La colonne vertébrale s'allonge jusque dans la nuque, vous grandissez votre cou.

EXPIRATION

- Rentrez le nombril, activez votre plancher pelvien.

Poussez l'épaule gauche en diagonale vers votre genou droit qui se rapproche alors de la poitrine. Simultanément, tendez fermement la jambe gauche vers l'avant en la maintenant en position oblique par rapport au sol. Les coudes restent écartés. Tenez la position jusqu'à la fin totale de l'expiration.

INSPIRATION/EXPIRATION

- À l'inspiration, ramenez le tronc et la jambe tendue en position initiale. À l'expiration, tournez le tronc de l'autre côté et tendez la jambe droite.

Effectuez l'ensemble de l'exercice 4 à 6 fois.

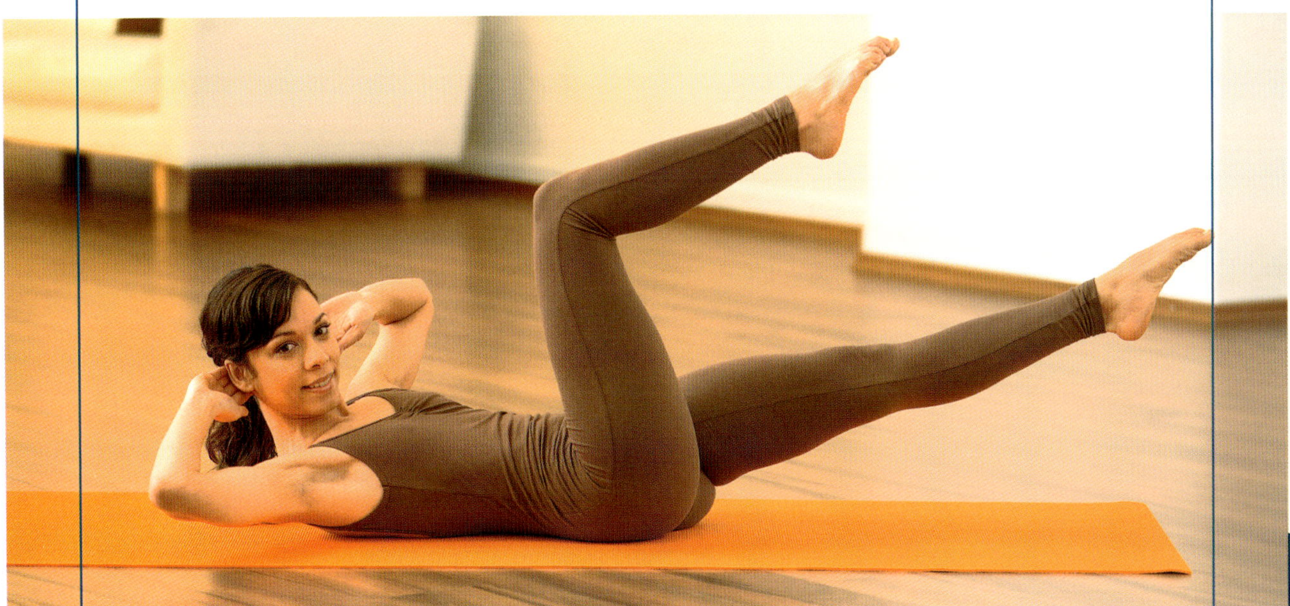

Advanced Shoulder Bridge

Le « pont des épaules du niveau avancé » sollicite plusieurs muscles en même temps, pour stabiliser le tronc, pendant qu'une des jambes décrit un grand arc. La difficulté majeure est ici de maintenir le bassin et la colonne vertébrale en position neutre. Les muscles situés à l'arrière de la cuisse levée sont alors fortement sollicités.

Idée : Lorsque la jambe en mouvement est abaissée, le gros orteil dessine un arc-en-ciel de grande ampleur.
Détail : Au cours de cet exercice, pensez tout particulièrement à maintenir les deux hanches au même niveau.
Précaution : Arrêtez l'exercice avant de souffrir d'une crampe musculaire à l'arrière de la jambe levée.

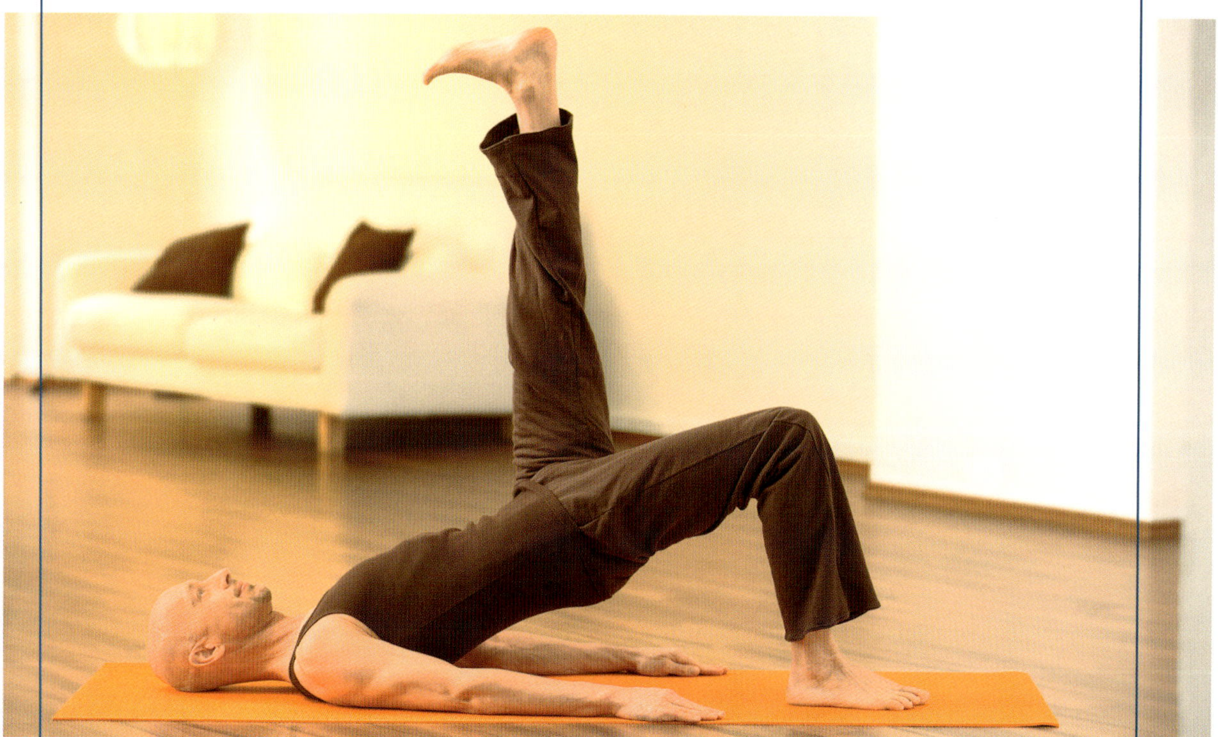

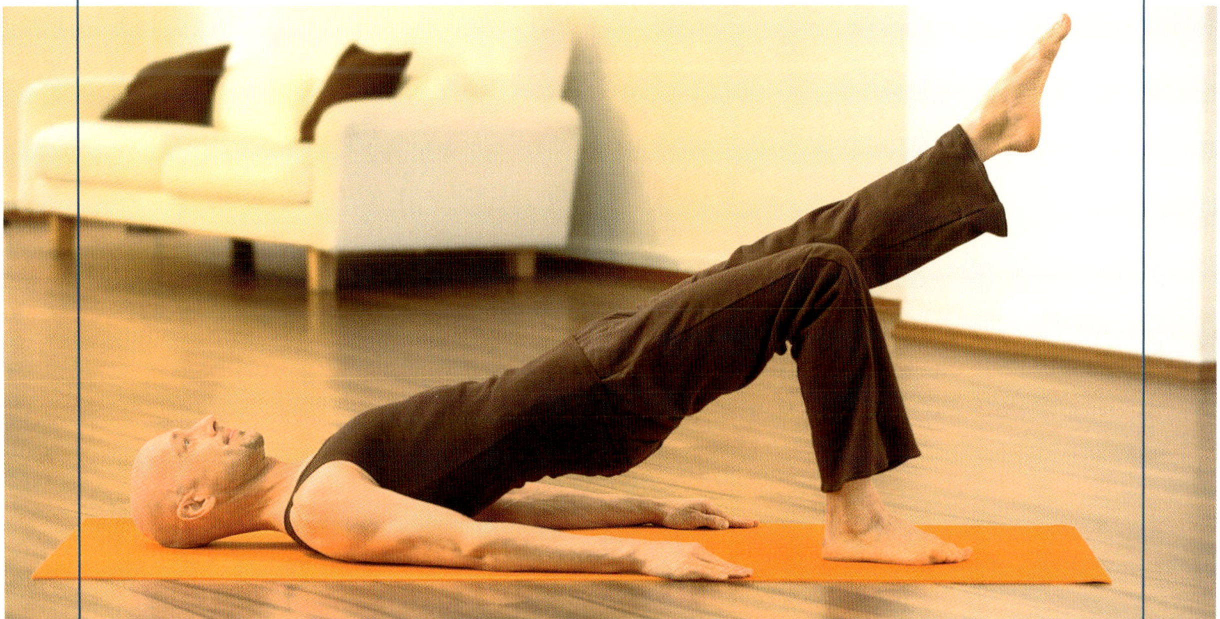

POSITION DE DÉPART

• Vous êtes couché sur le dos, le cou allongé, les jambes pliées et écartées de la largeur des hanches, les pieds bien parallèles. Les bras sont le long du corps, les doigts sont à plat et étirés. Soulevez le bassin bien haut pour que le haut de votre corps et vos cuisses tracent une ligne droite. Le bassin et la colonne vertébrale sont neutres. Tendez la jambe gauche vers le plafond, pied flex.

INSPIRATION

• Le talon qui se trouve en l'air pousse vers le ciel. Vérifiez que vos hanches sont bien à la même hauteur et que votre bassin et votre colonne vertébrale sont en position neutre.

EXPIRATION

• Abaissez votre jambe, tout en tendant le pied. Le Powerhouse stabilise le bassin en position neutre. Immobilisez la jambe au niveau où il vous est possible de maintenir la position du tronc et où le bassin ne bouge pas. Au début, commencez par dessiner calmement des arcs un peu plus petits.

INSPIRATION/EXPIRATION

• À l'inspiration, levez la jambe, pied flex. À l'expiration, descendez-la, pied tendu. **Répétez 5 à 6 fois, puis arrêtez l'exercice en fléchissant la jambe et en la reposant au sol. Changez de côté.**

Hip Lift

Lors du « lever de hanche », la colonne vertébrale s'enroule petit à petit en partant du bassin, c'est-à-dire totalement à l'inverse de la manière dont elle a été sollicitée jusqu'à présent. Cela renforce les abdominaux en partant du dessous - ce qui représente une bonne base pour les exercices qui suivront, tels que le Roll Over présenté en page 80. Afin de travailler avec précision, il est capital que votre Powerhouse soit puissamment activé.

POSITION DE DÉPART

- Couché sur le dos, levez vos jambes, légèrement fléchies et croisées, au-dessus de votre bassin. Les bras reposent le long du corps, les paumes tournées vers le sol, les doigts tendus vers le bout du tapis. Le cou est allongé, les épaules sont relâchées.

INSPIRATION

- Tenez cette position.

EXPIRATION

- Activez votre Powerhouse. Dirigez légèrement vos jambes en direction du mur qui se trouve derrière vous et décollez successivement le coccyx, le sacrum et les reins. L'impulsion permettant la réalisation de ce mouvement fluide et sans à-coup doit venir du centre de votre corps.

Idée : Votre bassin monte et descend comme un ascenseur, tout en douceur. Le Powerhouse fait office de moteur.
Détail : Au début, vous pouvez un peu pousser sur vos bras pour bien vous stabiliser au sol, mais ensuite les épaules, les bras et les mains doivent être aussi relâchés que possible. Les épaules semblent se fondre dans le tapis de sol. L'important, dans cet exercice, n'est pas la hauteur à laquelle vous élevez votre bassin mais l'intensité avec laquelle vous allez puiser la force nécessaire, au niveau du centre de votre corps. Si, au début, vous ne parvenez à décoller votre bassin que de quelques centimètres, ce sera déjà bien suffisant. Entraînez-vous régulièrement et votre force se développera !
Variante : Les bras ne sont pas collés le long du corps mais tendus un peu sur les côtés, à plat.

INSPIRATION/EXPIRATION

- A l'inspiration, maintenez le Powerhouse activé et redescendez les vertèbres une par une, sans vous laissez retomber lourdement au sol. À la fin, faites « atterrir » votre sacrum doucement sur le tapis. Vos jambes sont alors en position initiale. À l'expiration, recommencez depuis le début. Plus vous effectuez cet exercice avec lenteur, plus il est difficile, mais aussi plus efficace. **Essayez de répéter cet exercice correctement 4 à 8 fois.**

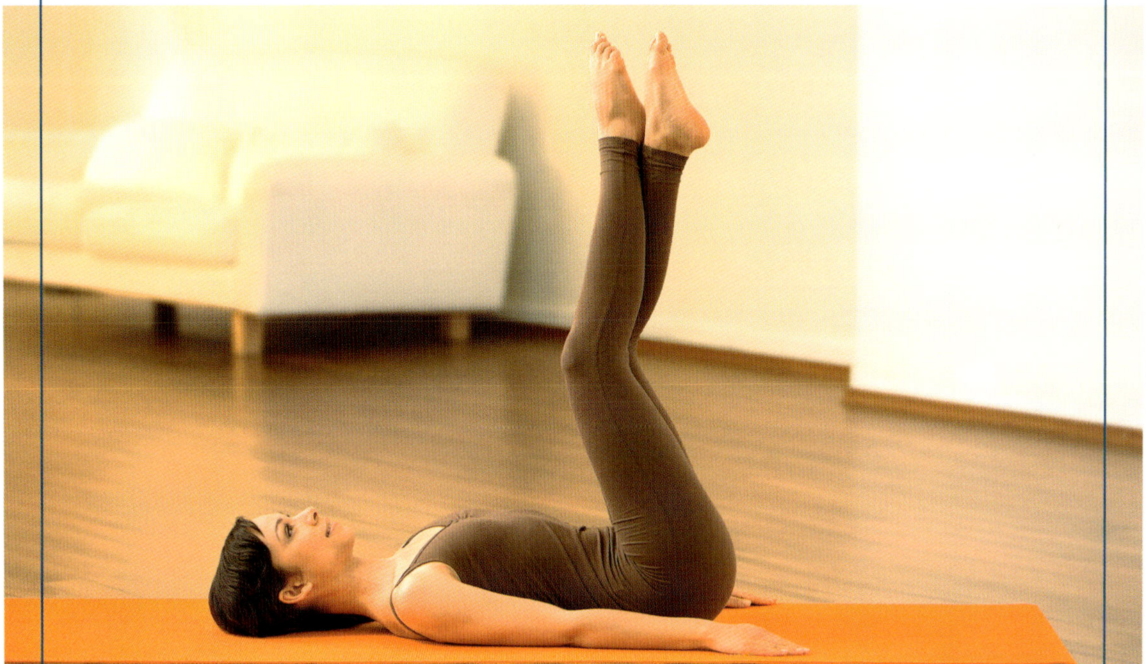

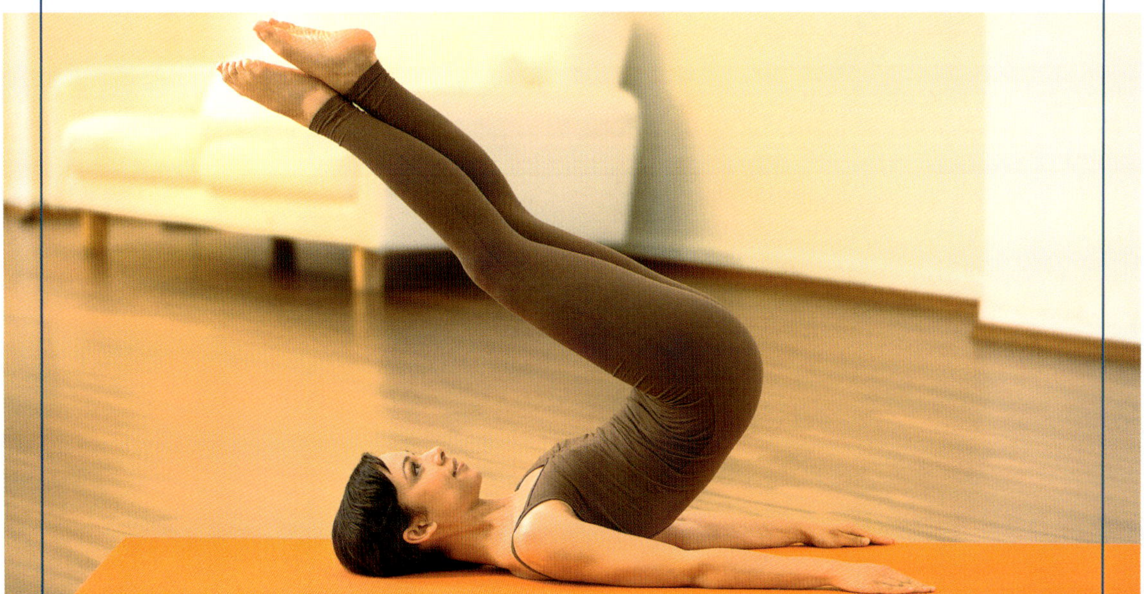

Leg Pull Front

Cet exercice nécessite d'avoir un Powerhouse bien préparé et bien entraîné. Le simple fait d'être en appui muscle déjà l'ensemble de votre tronc, de vos bras, de vos épaules, de votre bassin et de vos jambes. L'exercice se complique lorsque vous devez lever une jambe à partir du centre de votre corps. D'un point de vue technique, cet exercice est moyennement difficile, mais d'un point de vue corporel, il est l'un des exercices en appui les plus éprouvants du Pilates.

Idée : Vous avez le sentiment que quelqu'un soutient votre bassin par en dessous pour qu'il ne flanche pas. Vos muscles s'enroulent autour de vos fémurs, tels un bandage bien serré.
Détail : L'accent ne porte pas sur le haut des jambes, mais davantage sur la stabilité de l'ensemble du tronc. En cas de coudes hypermobiles, laissez vos bras fléchis d'environ 1 centimètre. Au cours de cet exercice, la tête a tendance à s'abaisser ; maintenez-la à une hauteur constante.

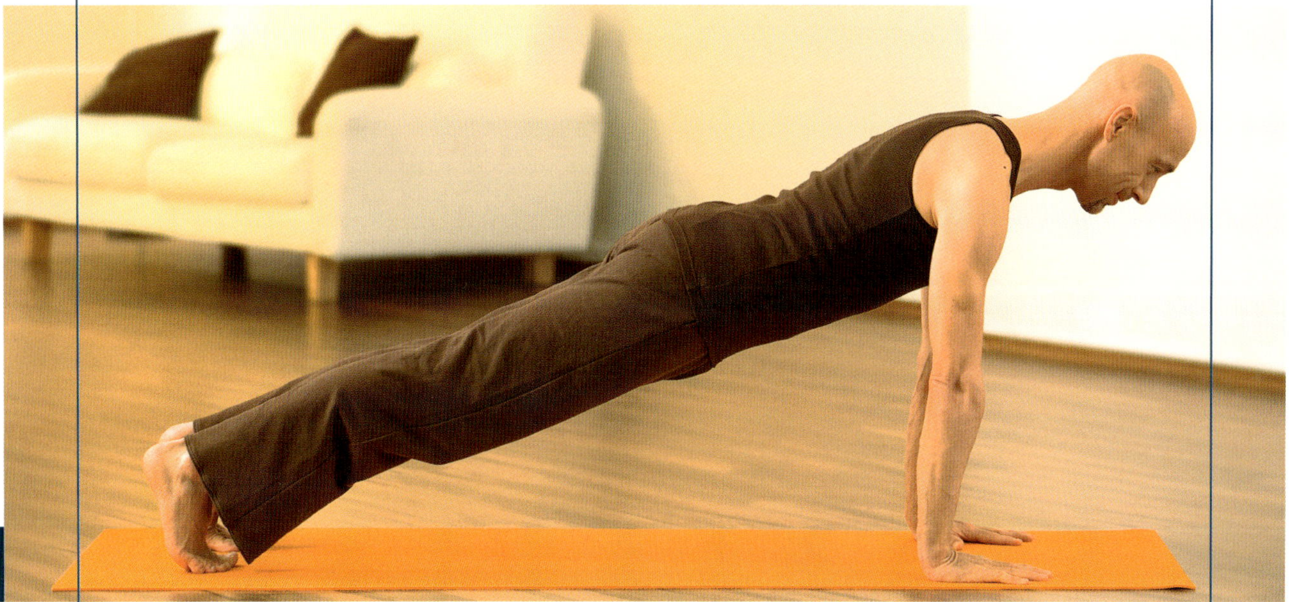

POSITION DE DÉPART

- Mettez vous en position de pompe classique. Votre corps, de la tête au pied, trace une ligne droite. Votre bassin et votre colonne vertébrale sont neutres. Les pieds sont joints. Le Powerhouse est énergique et le reste pendant toute la durée de l'exercice.

INSPIRATION

- Stabilisez votre colonne vertébrale et votre bassin, allongez votre nuque et descendez activement vos omoplates vers les poches de votre pantalon.

EXPIRATION

- Levez la jambe droite, allongez-la « à l'infini » vers l'arrière et tendez le pied jusqu'à la pointe des orteils. Maintenez le bassin en position neutre et ne bougez pas la colonne vertébrale.

INSPIRATION/EXPIRATION

- À l'inspiration, reposez le pied au sol. À l'expiration, levez la jambe gauche de la même manière.

Levez chaque jambe 5 fois.

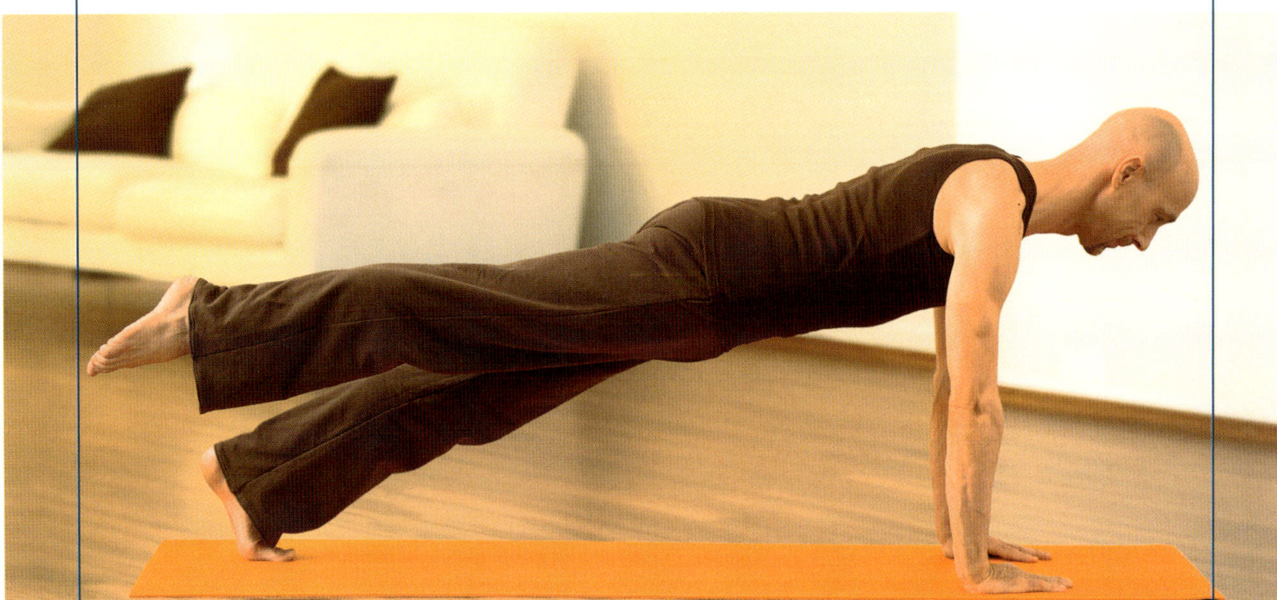

Modified Teaser

L'exercice du Teaser modifié que nous vous proposons est l'un des exercices pour le ventre les plus difficiles de cet ouvrage ; il est vraiment destiné aux experts. Il vous permettra de renforcer encore davantage votre ceinture de force et de muscler l'avant de vos cuisses. Pour parvenir à effectuer cet exercice, il vous faut maîtriser l'enroulement progressif de la colonne vertébrale et tous les exercices pour le ventre précédemment décrits.

Idée : Vous êtes soulevé vers le haut, comme attiré par un puissant aimant.
Détail : En relevant le tronc, veillez à maintenir la jambe tendue vers le haut. Le cou et la nuque restent détendus. La respiration se fait de manière fluide et continue. Le haut du corps « glisse » vers le haut, sans saccade.

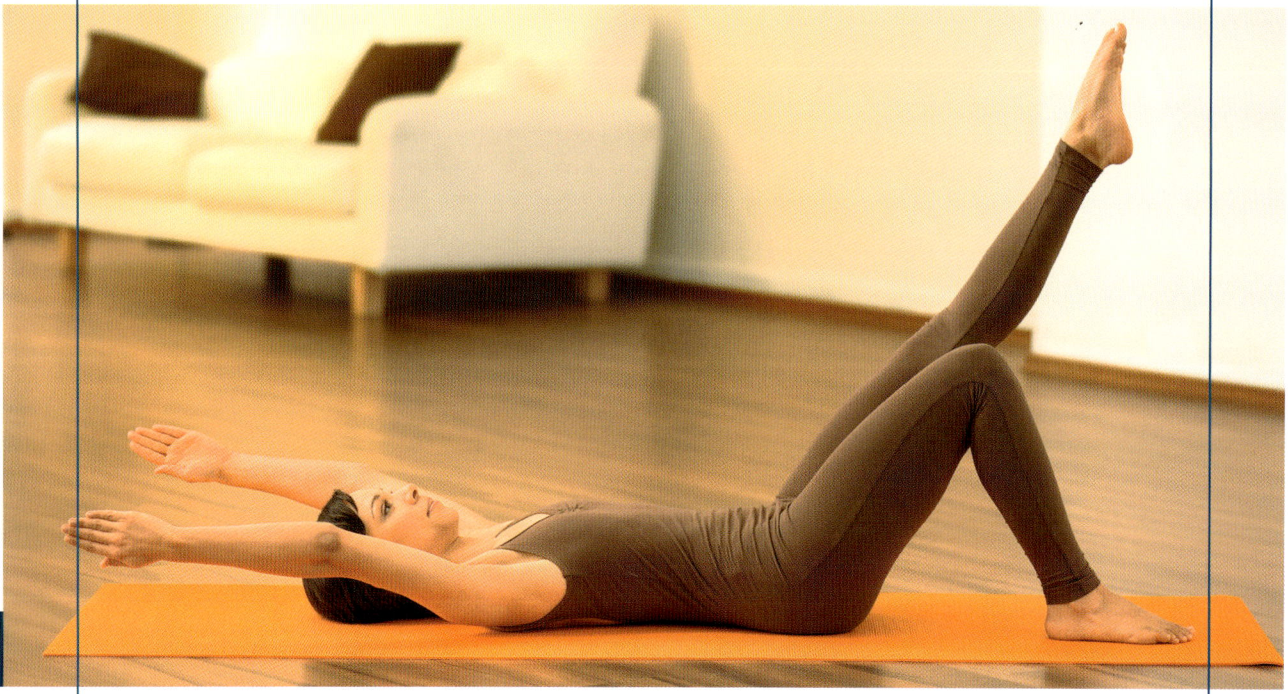

POSITION DE DÉPART

- Vous êtes couché sur le dos, le bassin et la colonne vertébrale en position neutre. La jambe droite est posée au sol, la gauche est tendue vers le haut à un angle de 45°. Les bras sont dirigés vers le plafond, les paumes se faisant face.

INSPIRATION

- Étendez vos deux bras vers l'arrière sans soulever la cage thoracique.

EXPIRATION

- Rentrez le nombril et contractez les muscles du plancher pelvien. Ramenez vos bras vers l'avant en dessinant un large demi-cercle. Simultanément, enroulez-vous vers l'avant, vertèbre par vertèbre et sans à-coup, jusqu'à ce que votre colonne vertébrale forme, en position assise, un long « C ». Maintenez bien votre jambe tendue en hauteur.

INSPIRATION/EXPIRATION

- À l'inspiration, tenez la position ainsi obtenue. À l'expiration, commencez par rentrer le nombril, puis déroulez-vous vers l'arrière vertèbre par vertèbre, en prenant appui sur les ischions, jusqu'à revenir à la position initiale. **Montez et descendez 4 à 5 fois, puis tendez la jambe droite, posez la jambe gauche au sol et répétez l'exercice.**

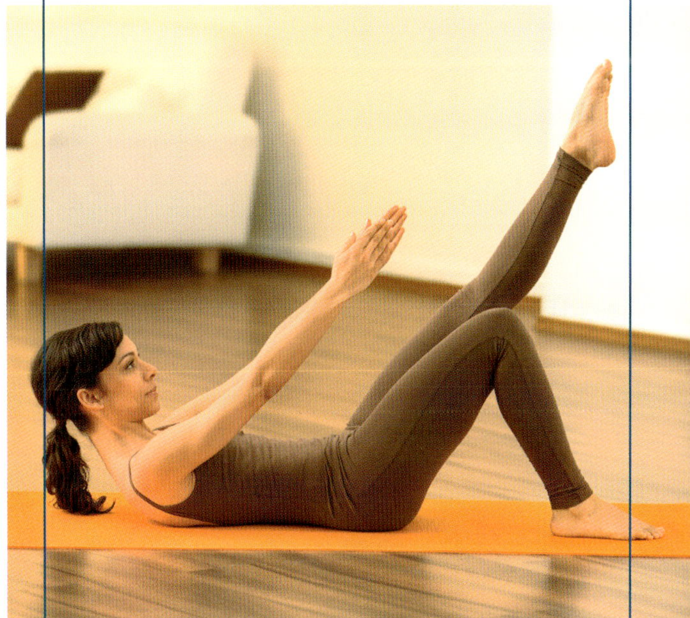

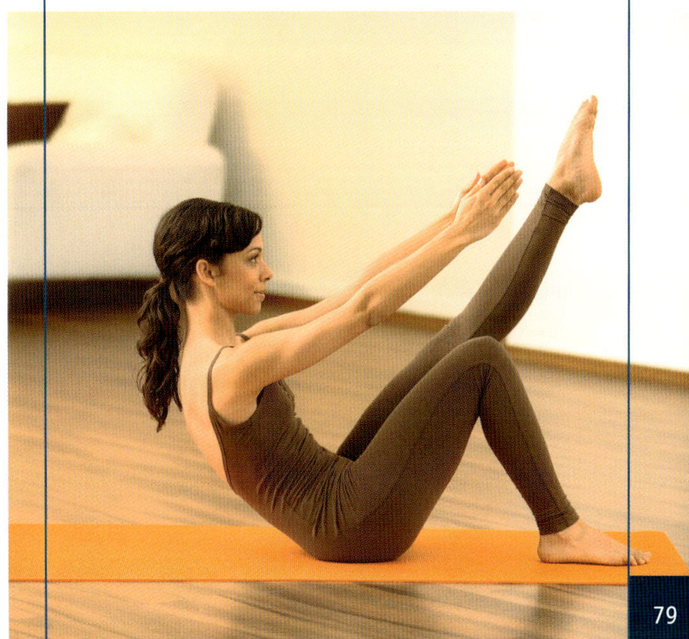

Roll Over

Le Roll Over fait appel à toute la puissance émanant du centre de votre corps. L'impulsion à l'origine de l'enroulement de la colonne vertébrale vient du bassin et fait surtout travailler la partie inférieure des abdominaux droits. Cet exercice améliore en outre l'articulation de la colonne vertébrale. Les jambes, le dos et les hanches sont sollicités de diverses manières, et sont ainsi musclés et étirés. Il est impératif que vous maîtrisiez l'exercice intitulé Hip Lift, décrit en page 74.

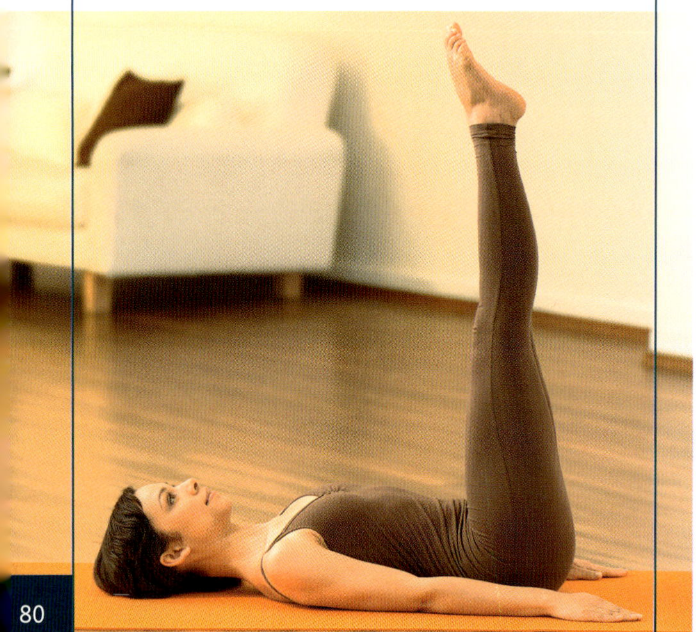

Idée : Un assistant imaginaire vous accompagne dans ce mouvement fluide : il soulève votre bassin lors de l'enroulement et vous évite de chuter lourdement lors du déroulement.
Détail : Lors de l'enroulement, poussez le moins possible sur le sol avec vos bras. Travaillez sans élan, car cela fausse l'exercice et vous ferait perdre tout le bénéfice de l'entraînement. Le poids du corps, à l'enroulement, ne doit pas se déplacer vers la nuque ou la tête mais vous devez rester essentiellement en équilibre sur vos omoplates. Ne laissez pas retomber mollement votre tronc. Lors du déroulement, les épaules adhèrent au tapis de sol.
Précaution : Ne faites pas cet exercice si vous souffrez de problèmes au niveau des disques intervertébraux à hauteur des reins.

POSITION DE DÉPART

- Vous êtes couché sur le dos, le bassin et la colonne vertébrale en position neutre. Les jambes sont serrées, parallèles et tendues vers le ciel.

INSPIRATION

- Grandissez bien vos jambes vers le plafond. Le cou reste détendu.

EXPIRATION

- Activez votre Powerhouse et rentrez le nombril. Jambes tendues, soulevez votre dos du tapis de sol,

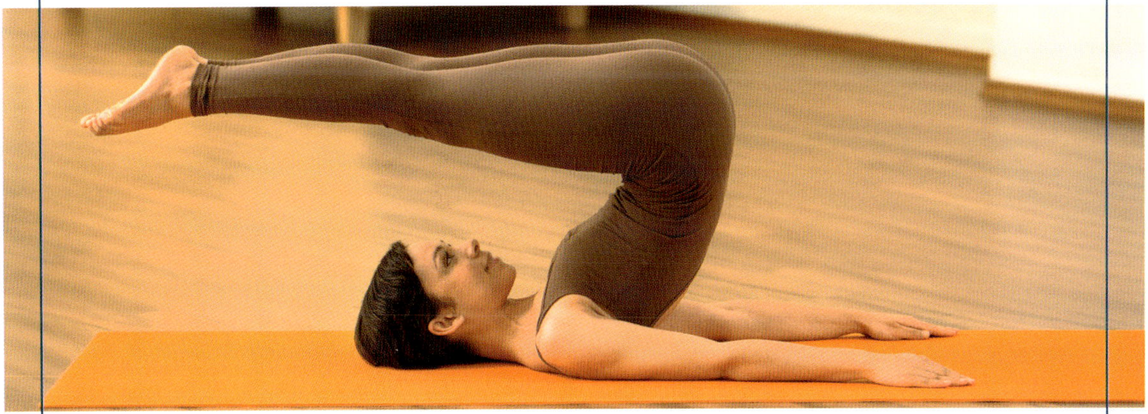

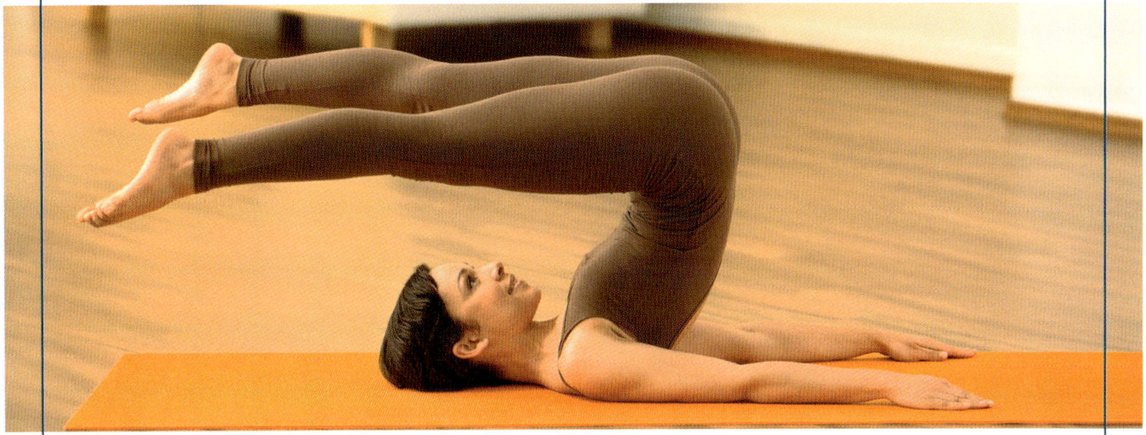

vertèbre par vertèbre, en partant du coccyx. Ramenez vos jambes au-dessus de votre tête, de manière fluide et sans saccade, jusqu'à ce qu'elles soient parallèles au sol. Vos ischions sont alors dirigés vers le plafond. La colonne vertébrale dessine, dans cette position intermédiaire, un « C » harmonieux. L'espace entre le menton et la poitrine est de la taille d'une balle de tennis.

INSPIRATION/EXPIRATION

- À l'inspiration, écartez vos jambes de la largeur de vos épaules. À l'expiration, déroulez votre dos progressivement, le Powerhouse bien énergique. Les jambes restent écartées, les bras vont chercher loin vers le bas. Une fois revenu en position initiale, à l'expiration, resserrez les jambes et recommencez depuis le début.

Répétez 6 à 10 fois.

Side Bend

Le Side Bend est un bon exemple du fait que de nombreux exercices de Pilates n'« entretiennent » pas uniquement un seul muscle, mais ont fondamentalement une portée plus large. Cet exercice muscle les bras et les épaules, étire le tronc d'un côté et le renforce de l'autre. En outre, votre équilibre est sollicité. C'est un bon moyen, pour les personnes du niveau avancé, de s'entraîner de manière globale, en peu de temps.

Idée : Vos hanches sont soulevées vers le haut par une grue bien stable.
Détail : Faites bien attention à votre position de départ : votre pied droit, votre fesse gauche et votre main gauche se trouvent sur une même ligne. En montant et en descendant le corps, maintenez le bras d'appui bien contracté. Étirez vos membres au maximum afin qu'ils forment un arc harmonieux, sans perdre la jonction entre les côtes et le bassin. Ne vous cambrez pas !

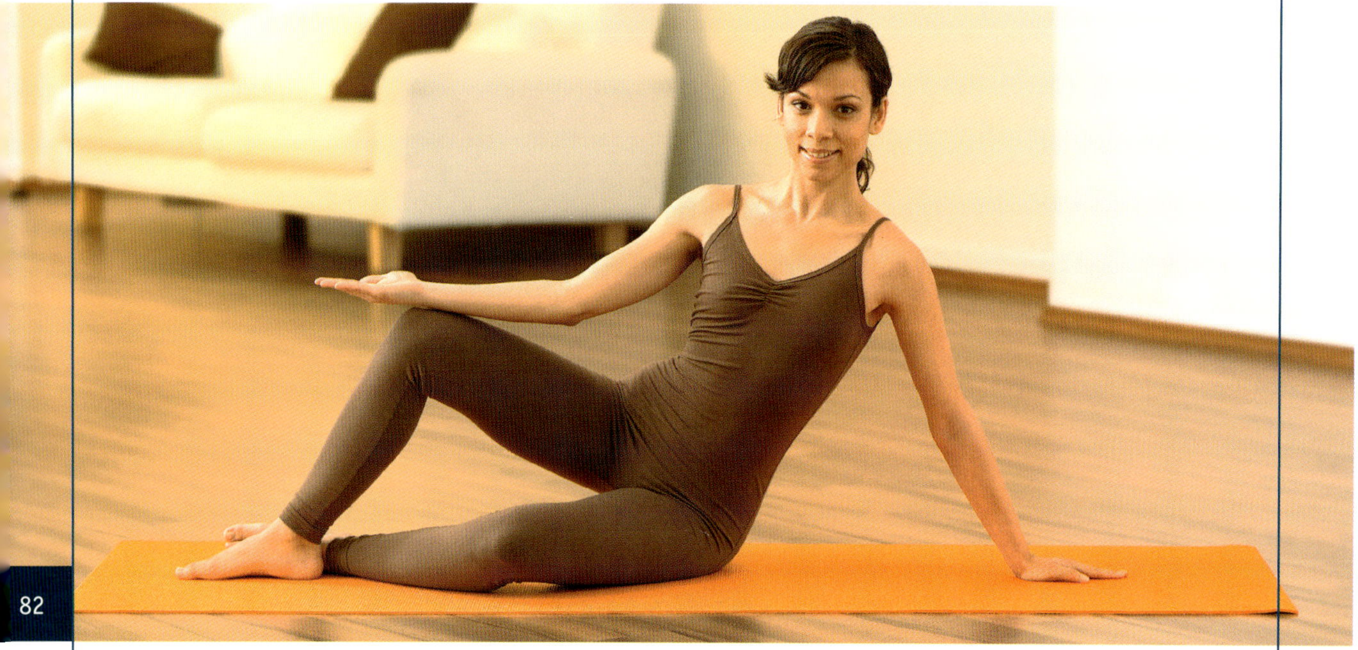

POSITION DE DÉPART

- Assis de biais sur votre fesse gauche, posez au sol votre jambe droite et votre jambe gauche fléchie. Le pied droit se trouve devant le pied gauche. Votre main gauche est posée à plat sur le tapis de sol, à quelques centimètres de votre hanche, votre main droite repose sur votre genou droit, paume tournée vers le ciel.

INSPIRATION

- Stabilisez vos omoplates, surtout la gauche. Le poids de votre corps se reporte sur votre bras gauche.

EXPIRATION

- Poussez fermement votre pied droit dans le sol et étendez les deux jambes, afin de lever simultanément le bassin et le tronc vers le plafond. Parallèlement, effectuez un large arc de cercle avec votre bras droit, d'abord vers le haut, puis au-dessus de votre tête, jusqu'à ce qu'il soit près de votre oreille.

INSPIRATION/EXPIRATION

- À l'inspiration, revenez progressivement, sans oublier un seul détail, en position initiale. À l'expiration, recommencez depuis le début. Ne reposez entièrement vos fesses au sol qu'une fois la dernière répétition effectuée.

Répétez cet exercice 5 à 8 fois, puis changez de côté.

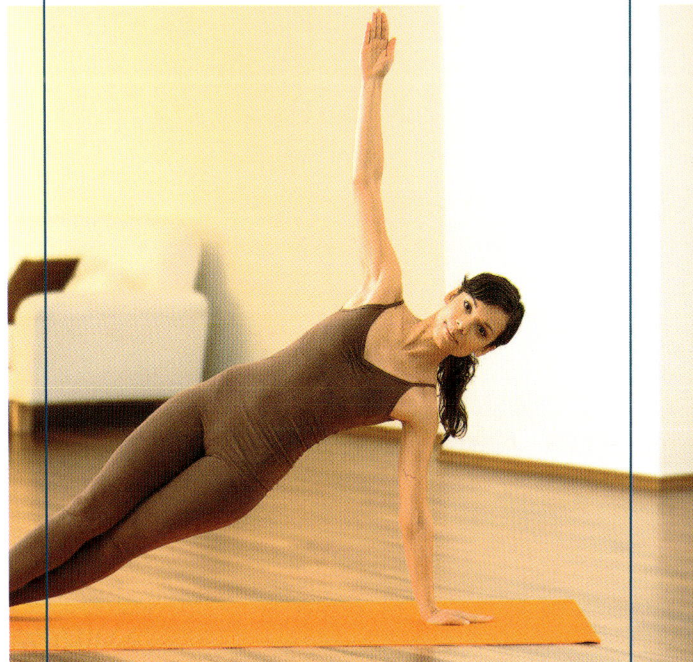

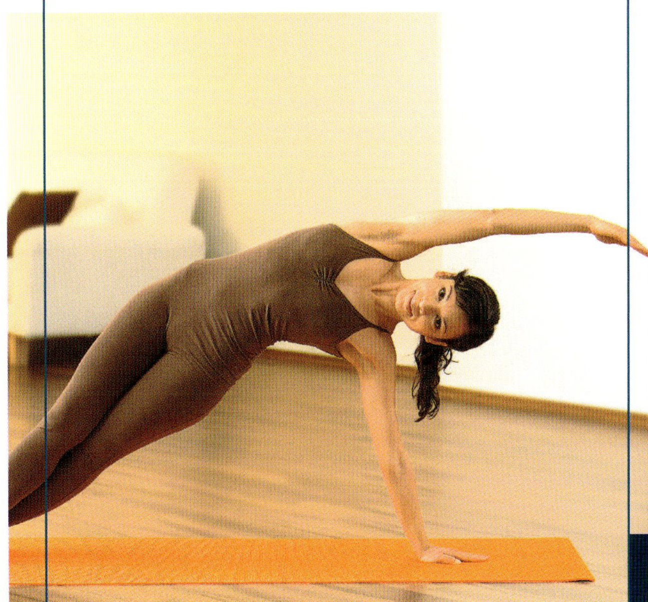

Push Up

Vous êtes prêt pour le Push Up version Pilates, lorsque vous parvenez sans problème à effectuer le Press Up, le Swan Dive et le Leg Pull Front. Vous devez déjà parfaitement maîtriser tous les principes du Pilates. Ce type de pompe va encore améliorer la stabilité de votre tronc et la force de vos bras. Il fera travailler en outre de manière efficace votre musculature posturale au niveau de votre colonne vertébrale.

POSITION DE DÉPART

- Mettez vous dans la position dite « du toit », dans laquelle les mains sont écartées de la largeur des épaules et les pieds de la largeur des hanches. Vos fesses pointent vers le ciel, vos jambes sont tendues, si vos rotules vous le permettent. Laissez vos talons au sol, relâchés. Votre dos est allongé et forme une ligne droite avec vos bras, qui sont accolés à vos oreilles.

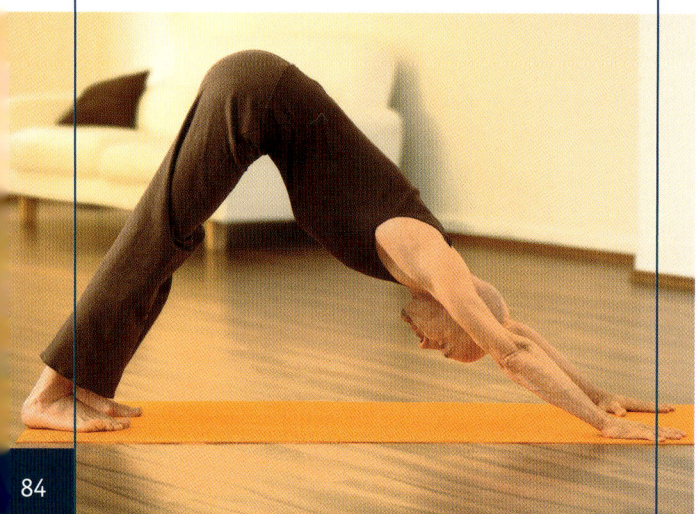

Idée : Votre bassin est soulevé vers le haut par une grue jusqu'à la position « du toit ». Arrivé dans cette position, poussez avec vos bras comme sur de solides fondations que vous voudriez repousser.
Détail : Gardez les coudes près du tronc lorsque vous fléchissez les bras. Enroulez les muscles de vos cuisses autour de vos os, comme un bandage bien serré.

INSPIRATION

- À l'inspiration, vos épaules se placent au-dessus de vos mains. L'ensemble de votre corps est droit et stable comme une planche de bois et se trouve alors en appui sur les mains et les pointes des pieds. Le bassin et la colonne vertébrale sont en position neutre, les omoplates sont énergiquement dirigées vers les poches de votre pantalon. Sans faire de pause, fléchissez les bras, pour ramener votre corps en suspens juste au-dessus du sol.

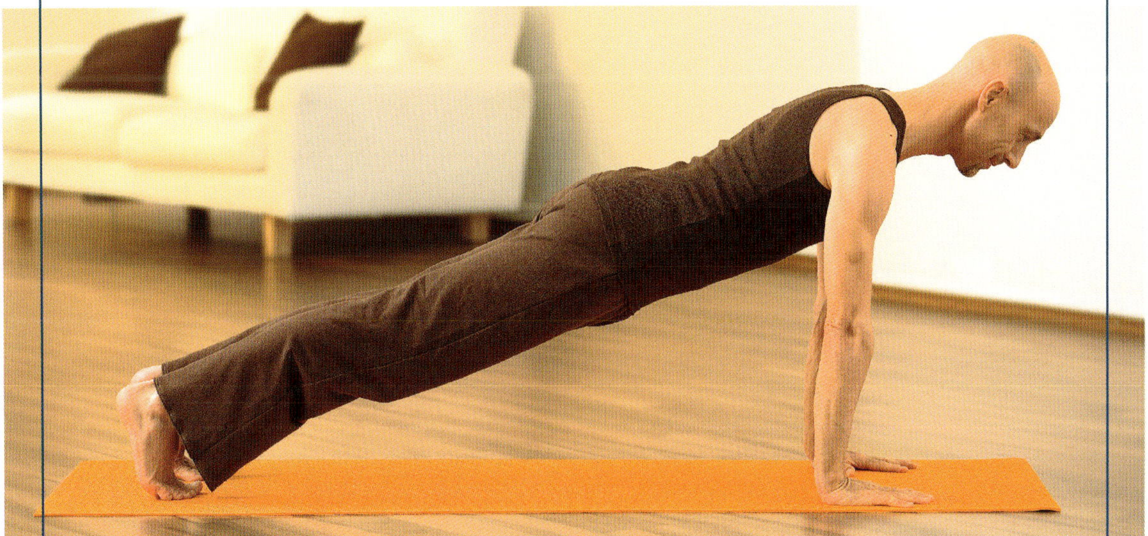

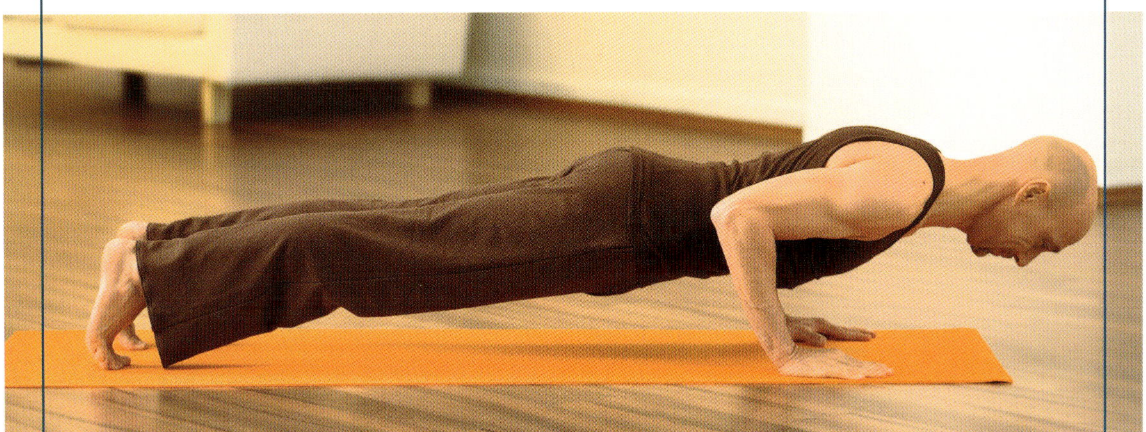

EXPIRATION

- Rentrez encore votre nombril, tendez de nouveau vos bras pour revenir à la position dite « de la planche » et, de manière fluide, transitez vers la position initiale « du toit ».

INSPIRATION/EXPIRATION

- Recommencez l'exercice depuis le début.

Au début, faites seulement 4 répétitions, puis passez progressivement à 8.
Les vrais pros répéteront cette série 12 fois.

Top 5 Programme minute

Voici quelques programmes tout prêts visant différents objectifs. Constitués de cinq exercices, ils ne vous prendront chacun qu'environ 10 à 15 minutes. Ils vont du niveau Débutant au niveau Intermédiaire. Amusez-vous bien !

Top 5 pour un dos plus fort

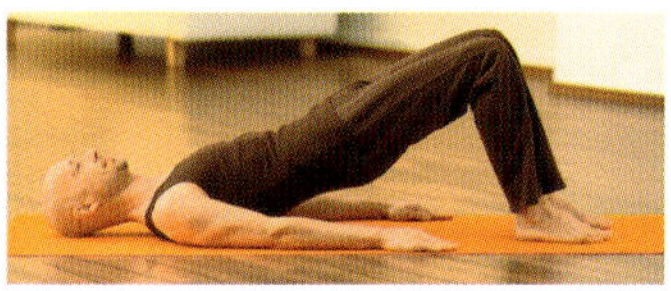

Basic Bridging (p. 32/33)

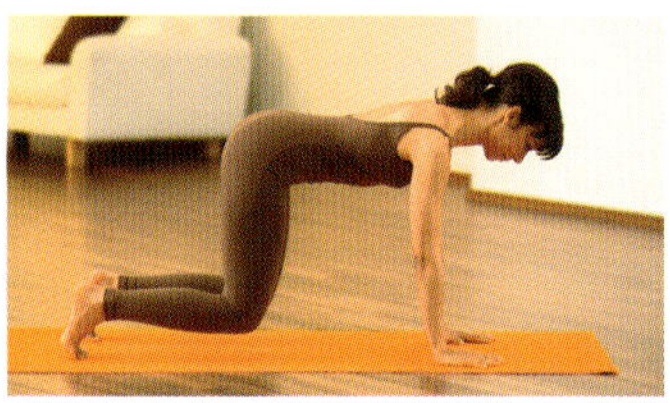

Knee Lift (p. 56/57)

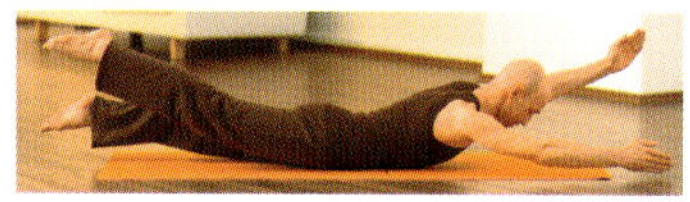

Swimming (p. 48/49)

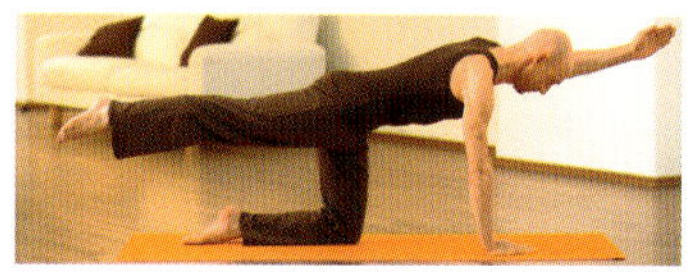

Diagonal Stretch (p. 42/43)

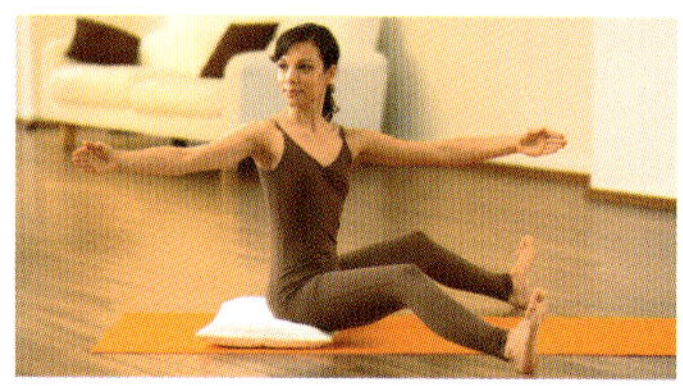

Spine Twist (p. 44/45)

Top 5 pour des fesses plus belles

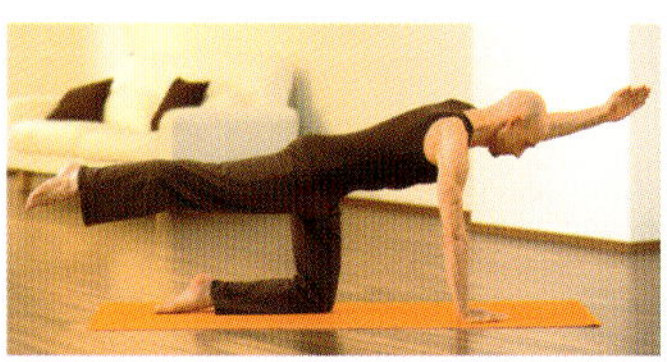

Diagonal Stretch (p. 42/43)

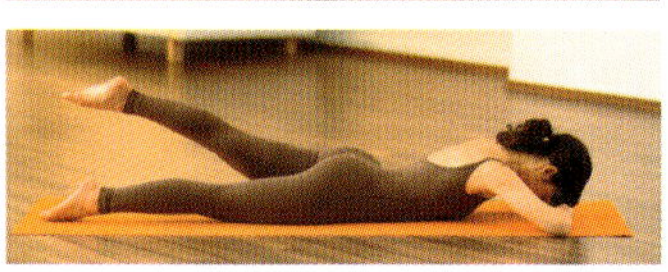

Bottom Shape (p. 36/37)

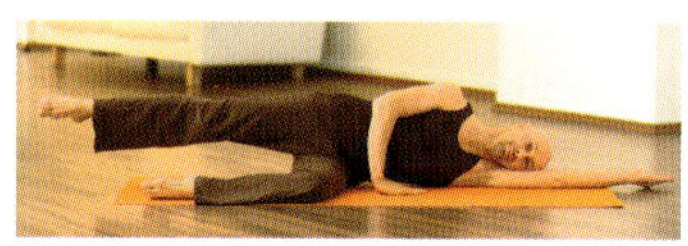

Side Kick (p. 54/55)

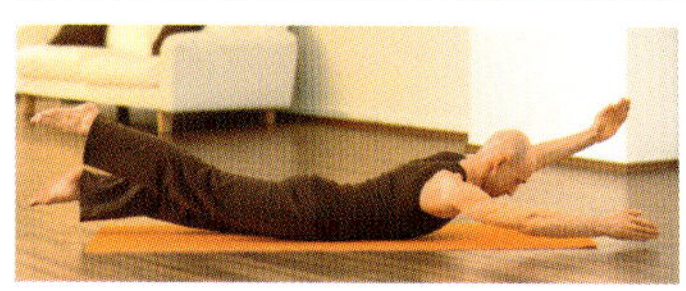

Swimming (p. 48/49)

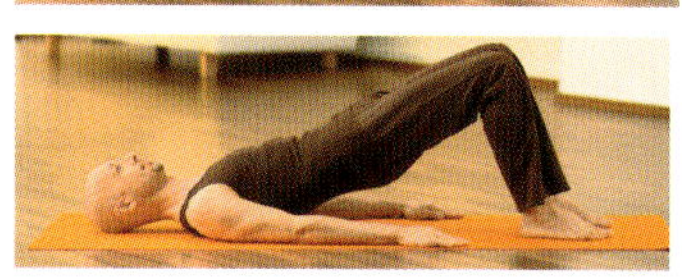

Basic Bridging (p. 32/33)

Top 5 pour un ventre plus ferme

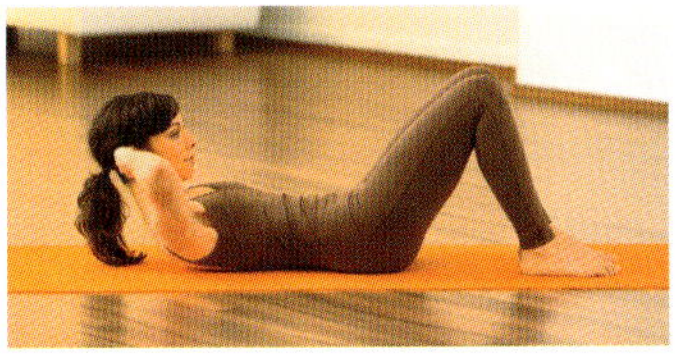

Classic Curl (p. 30/31)

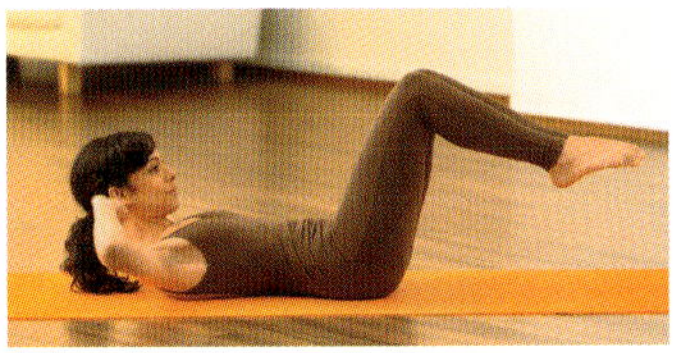

Knee Push & Pull (p. 50/51)

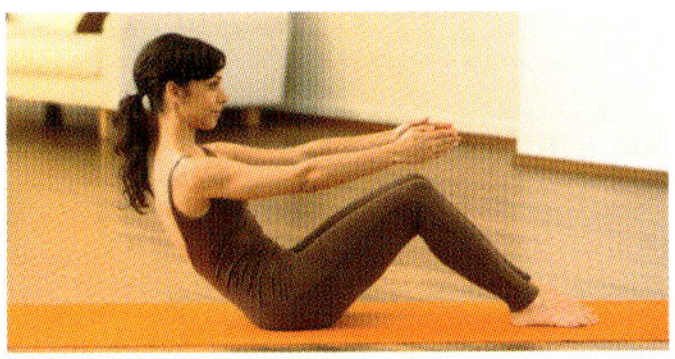

Half Roll Down (p. 40/41)

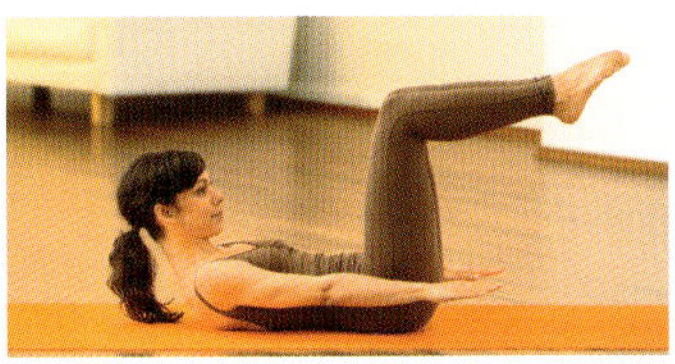

The Hundred (p. 46/47)

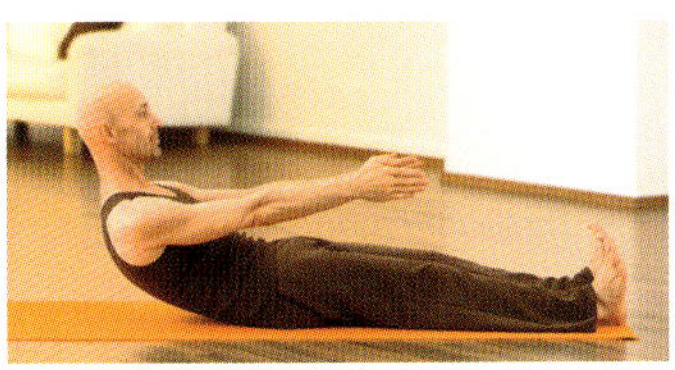

Roll Up (p. 62/63)

Top 5 pour une mobilité améliorée

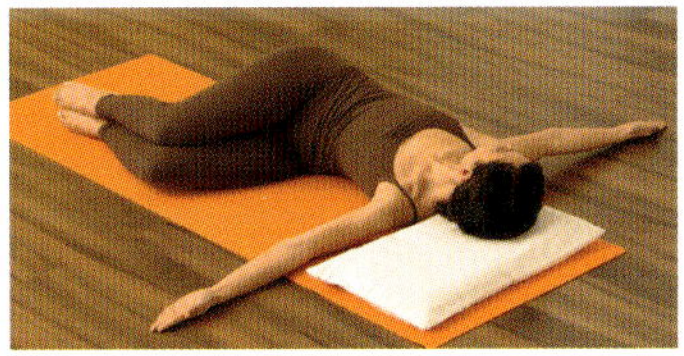

Rainbow Arms (p. 26/27)

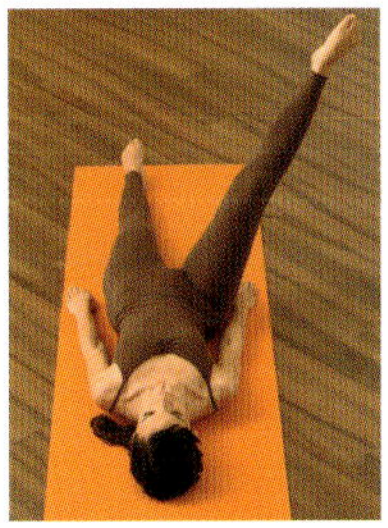

Leg Circles (p. 60/61)

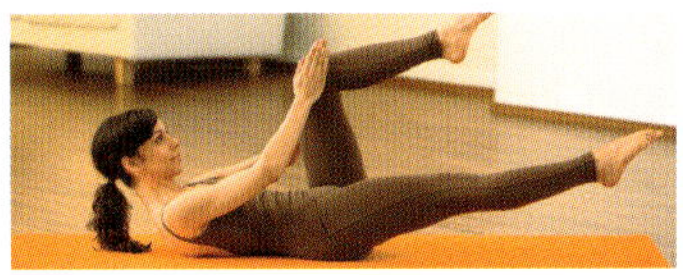

Single Leg Stretch (p. 52/53)

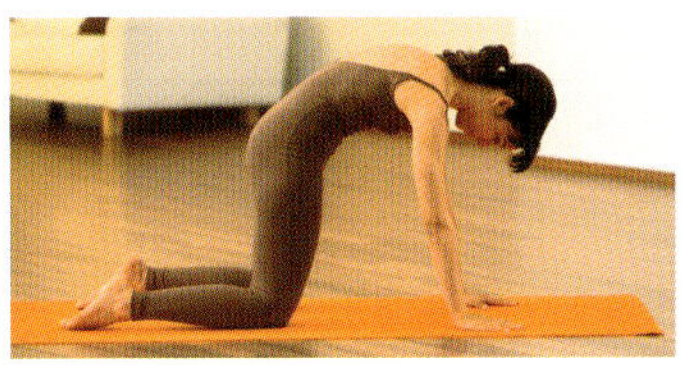

Basic Cat (p. 24/25)

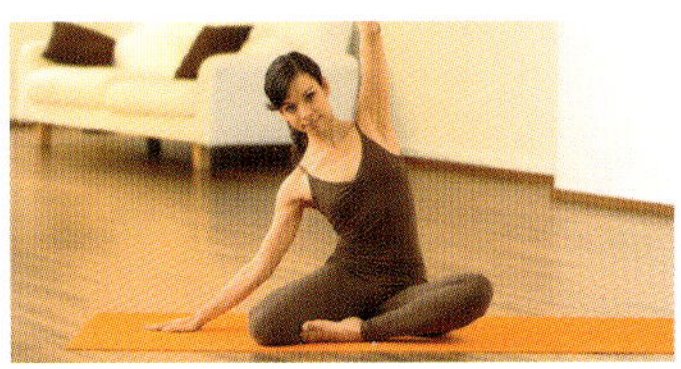

The Mermaid (p. 66/67)

Top 5 pour une silhouette harmonieuse

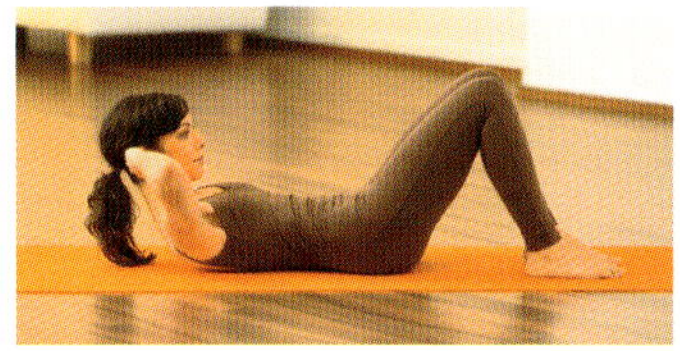

Classic Curl (p. 30/31)

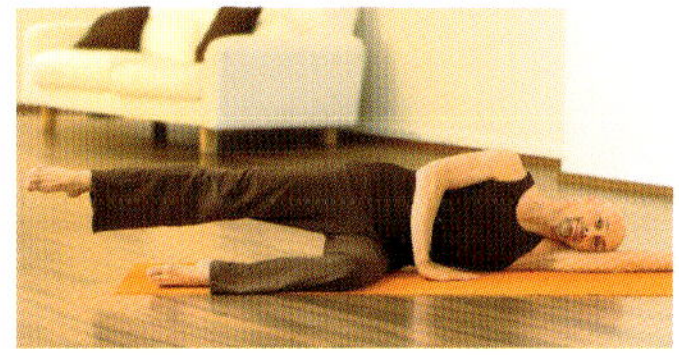

Side Kick (p. 54/55)

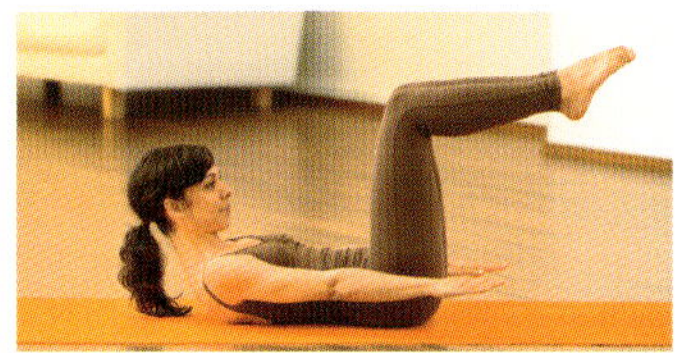

The Hundred (p. 46/47)

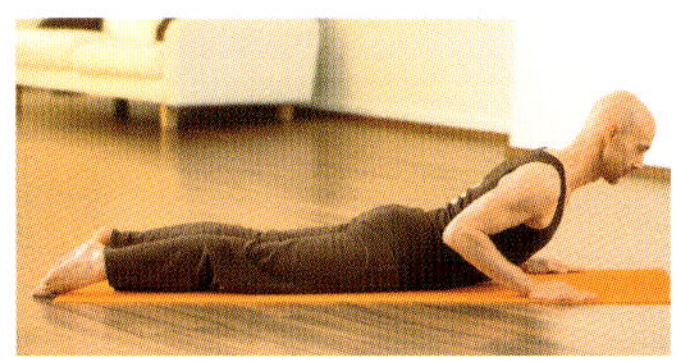

Press Up (p. 38/39)

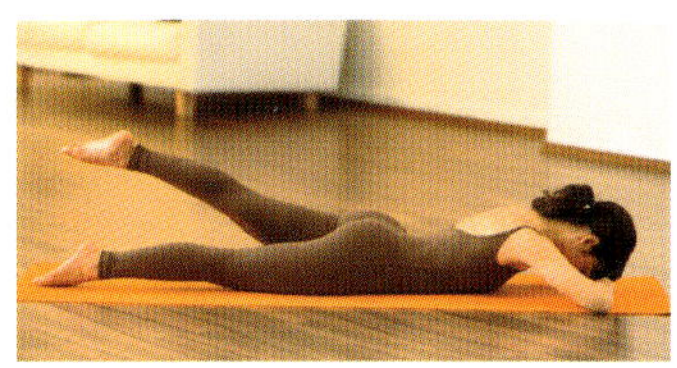

Bottom Shape (p. 36/37)

Programme minute au bureau

DÉROUILLEZ-VOUS !

Un corps qui doit passer chaque jour de longues heures en position assise, souffre énormément. Les muscles fondent, les articulations perdent de leur mobilité, d'une certaine manière tout semble « se rouiller ». Le ressentez-vous aussi parfois ? Nuque contractée, douleurs dans le dos, difficultés à vous concentrer ou maux de tête - le manque de mouvements durant une longue journée de travail en lessive plus d'un. Il existe pourtant des moyens très simples pour parer à cette immobilité ! L'organisation des bureaux a aussi son rôle à jouer : il est préférable que l'imprimante se trouve dans le couloir ou une pièce attenante et non à portée de main, que les classeurs dont on se sert fréquemment ne soient pas rangés sur le bureau, mais sur une étagère à quelques mètres de là, etc. C'est déjà une bonne chose que d'être obligé de se lever de sa chaise bien confortable plusieurs fois par jour et de rompre ainsi la monotonie de sa posture de travail. Si vous travaillez dans un bureau qui est déjà organisé de la sorte, vous pouvez vous estimer heureux. Mais tout le monde n'a pas la chance de pouvoir aménager son espace de travail pour le rendre plus « mobile ». Il faut alors trouver d'autres solutions, comme par exemple effectuer quelques exercices de Pilates de temps en temps. Dans les pages qui suivent, nous avons rassemblé pour vous ceux qui nous semblaient être les meilleurs.

MOUVEMENT CIBLÉ

Si l'on observe une personne travaillant assise devant son ordinateur, on remarquera certaines caractéristiques posturales :

- les épaules tombent vers l'avant,
- le dos est voûté,
- le ventre est comprimé et les muscles relâchés,
- la cage thoracique est enfoncée et la respiration devient plus difficile,
- les articulations des hanches et des genoux sont pliées et les muscles correspondants affaiblis.

Pour lutter contre ces caractéristiques typiques, qui sur la durée endommagent votre corps, il existe des exercices de Pilates appropriés. Ils agissent exactement à l'encontre de ces mauvaises postures et ne prennent que quelques minutes. Le bien-être et la hausse de productivité qui en résulteront vous permettront de compenser les quelques minutes perdues, si l'on veut vraiment parler de « perte de temps ».

Roll Down avec une chaise

L'exercice au sol original se trouve en page 40. Pour la variante au bureau, le mieux est d'utiliser un tabouret ou une chaise ferme.

DESCRIPTION DE L'EXERCICE

- Vous êtes assis sur le bord de la chaise et sentez vos ischions. Les pieds sont écartés de la largeur des hanches.

Inspiration : Levez les bras. La colonne vertébrale et le bassin sont neutres.
Expiration : Rentrez le nombril et déroulez-vous vers l'arrière, vertèbre par vertèbre, en appui sur les ischions. Simultanément, levez, en partant de la hanche, l'une de vos jambes, fléchie. La colonne vertébrale forme un « C » allongé ! **À l'inspiration**, revenez vers l'avant et **à l'expiration**, recommencez avec l'autre jambe.
Descendez et remontez 10 fois en tout.

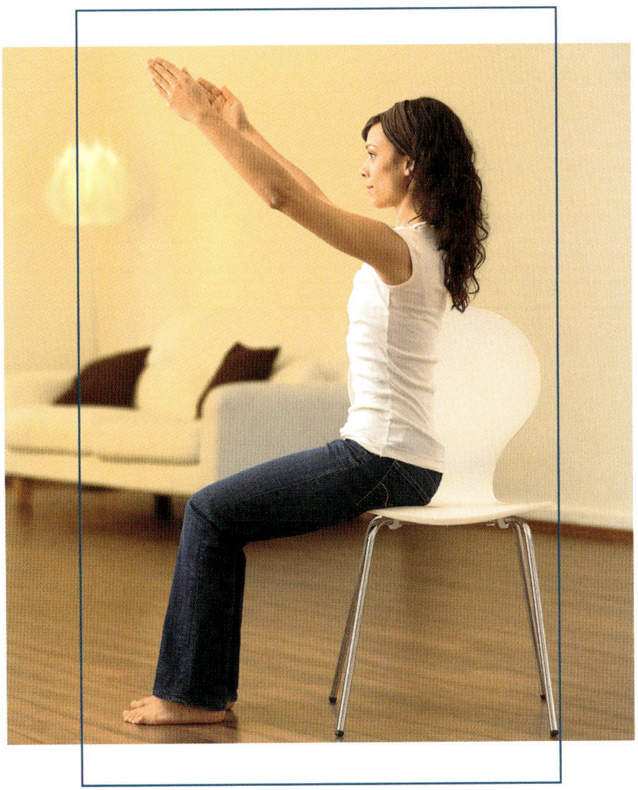

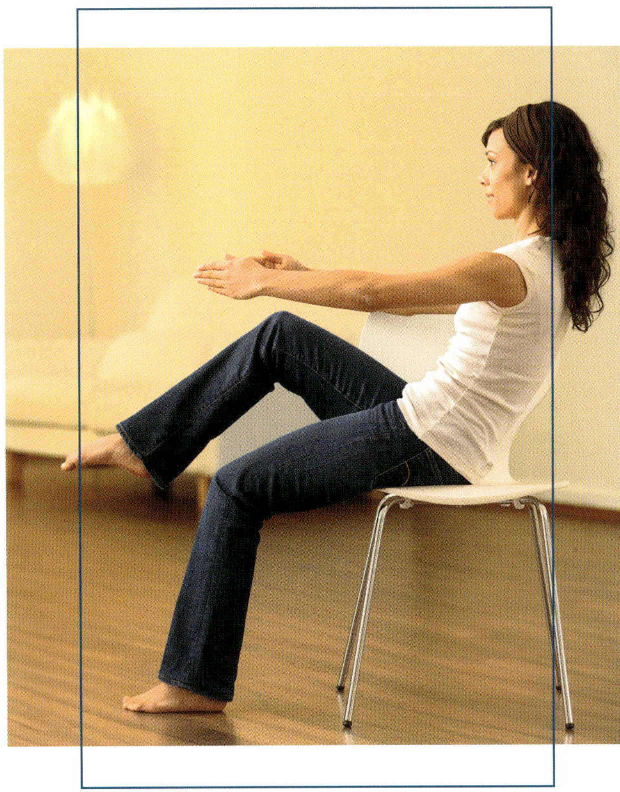

Leg Pull Front avec une table

Vous avez déjà appris cet exercice en page 76. Vous aurez besoin ici d'une table bien stable ou d'un rebord de fenêtre.

DESCRIPTION DE L'EXERCICE

- Appuyez-vous sur le bord d'une table, comme sur l'illustration, les mains écartées de la largeur des épaules. Vous tenez en appui sur la pointe de vos pieds joints.

Inspiration : Soulevez votre pied gauche à quelques millimètres du sol, vers l'arrière. Le bassin et la colonne vertébrale sont neutres et la tête bien droite.

Expiration : Votre tronc s'incline sur le côté gauche, sans le déformer. En même temps, tirez votre bras droit en diagonale vers le haut, et le gauche en diagonale vers le bas. Vos fesses restent fermement posées sur la chaise.

À L'inspiration, placez votre pied en position flex et abaissez-le encore. Les omoplates sont en permanence tirées vers le bas. Votre tronc doit rester stable.

Levez votre jambe 8 fois, puis changez de côté.

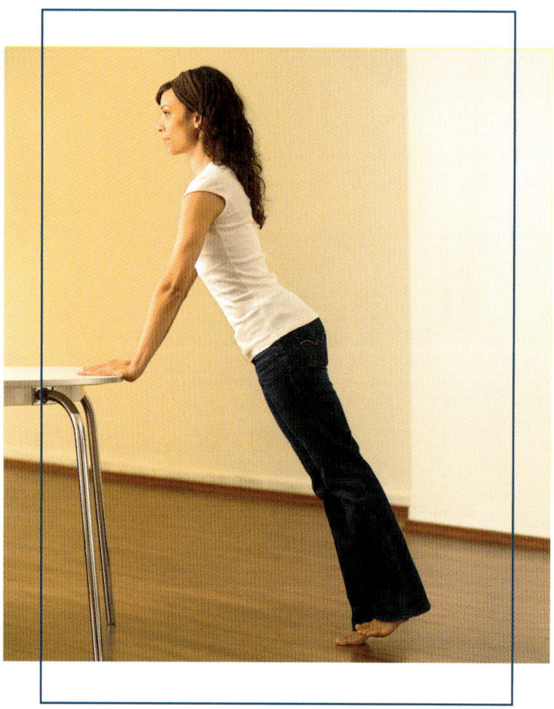

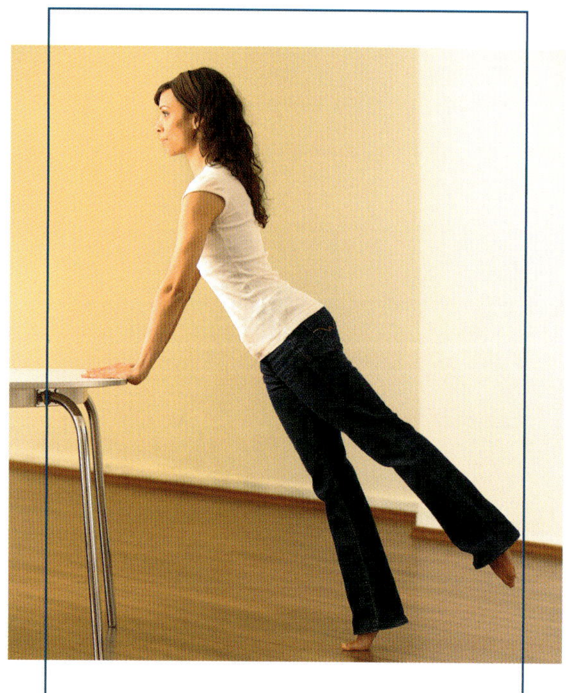

The Mermaid avec une chaise

Cette variante de la Sirène est une belle alternative à faire au travail. L'exercice au sol original est décrit en page 66.

DESCRIPTION DE L'EXERCICE

- Asseyez-vous sur le bord avant d'une chaise. Vos jambes sont largement écartées, le bassin et la colonne vertébrale en position neutre. Tendez vos bras sur les côtés.

Inspiration : Allongez votre cou et abaissez vos omoplates. Les épaules et les bras s'écartent davantage.

Expiration : Votre tronc s'incline sur le côté gauche, sans le déformer. En même temps, tirez votre bras droit en diagonale vers le haut et le gauche en diagonale vers le bas. Vos fesses restent fermement posées sur la chaise.

À l'inspiration, le tronc revient à la verticale, les bras s'ouvrent sur les côtés. À l'expiration, recommencez l'exercice en changeant de côté.

Alternez les deux côtés 4 fois chacun.

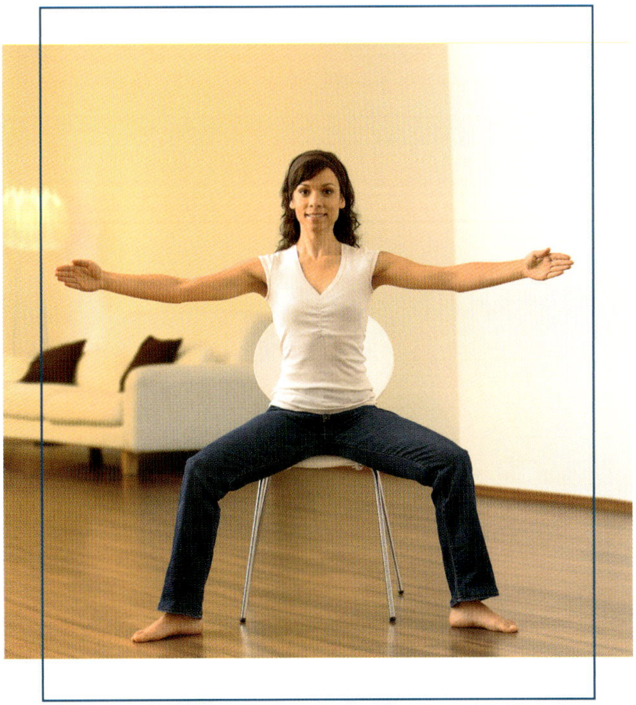

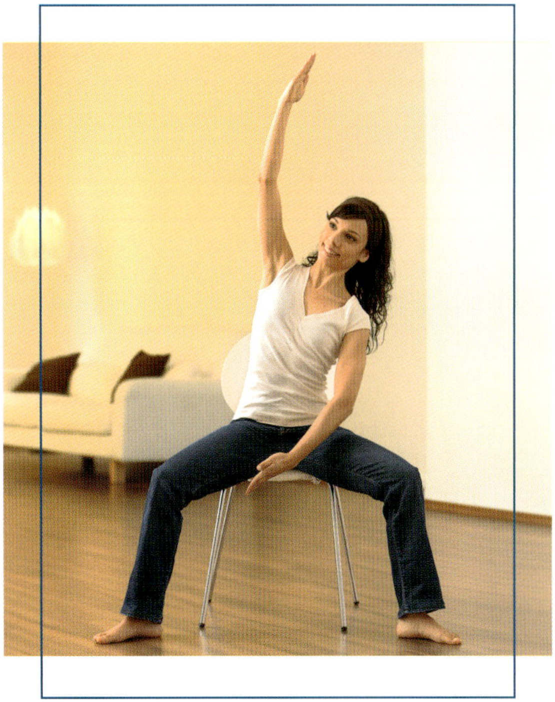

Spine Twist avec une chaise

Voilà un bon exercice à effectuer de temps en temps pour désengourdir votre colonne vertébrale, rigide, durant une journée de travail. L'original est expliqué en détail en page 44.

DESCRIPTION DE L'EXERCICE

- Vous êtes assis sur le bord avant d'une chaise, sur vos ischions. Les pieds sont écartés de la largeur des hanches, la colonne vertébrale et le bassin sont en position neutre. Les bras forment un large cercle. Les bouts des doigts se touchent.

Inspiration : Grandissez votre colonne vertébrale.
Expiration : Rentrez le nombril et faites pivoter votre tronc vers la gauche, au niveau de la taille. Le regard reste posé sur les mains, qui elles-mêmes restent toujours bien en face de la poitrine.
À l'inspiration, revenez en position initiale et, **à l'expiration** tournez vous de l'autre côté.
Effectuez en tout 10 rotations, en alternant la droite et la gauche.

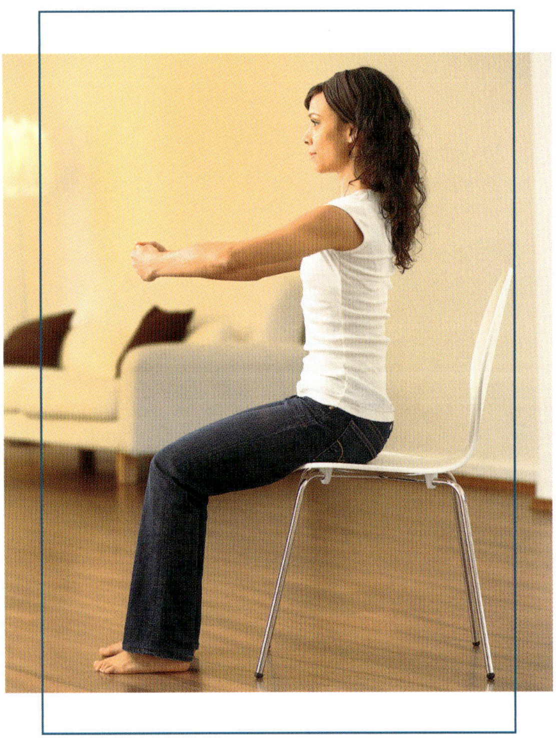

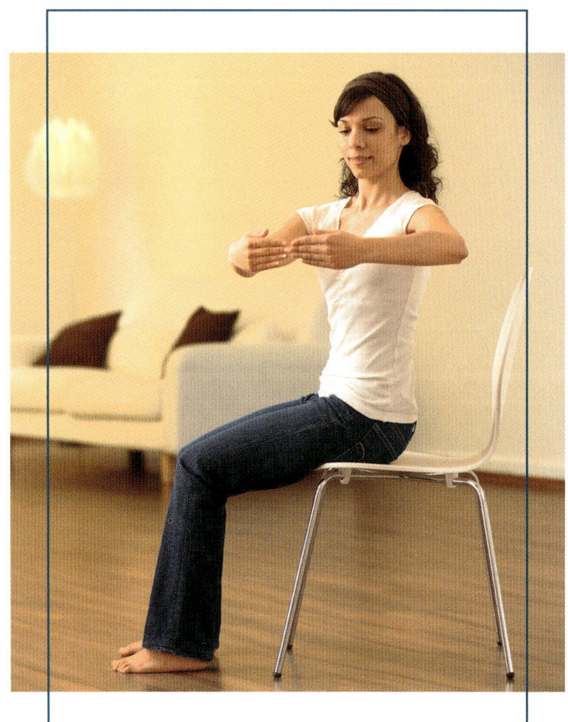

Ischio-Stretch debout

Voici un exercice essentiel pour étirer de manière agréable les muscles situés à l'arrière des jambes et pour renforcer les muscles du dos.

DESCRIPTION DE L'EXERCICE

- Placez-vous devant une chaise et posez votre talon droit dessus, jambe tendue.
La jambe gauche est droite. Les bras sont tendus vers l'avant.

Inspiration : Levez les bras au-dessus de votre tête, allongez votre colonne vertébrale jusque dans la nuque et abaissez les omoplates vers les poches de votre pantalon.
Expiration : Rentrez le nombril et inclinez le tronc vers l'avant, en gardant le dos bien droit. À l'arrière, vos fesses pointent vers le ciel. Vous ressentez un étirement au niveau de la rotule droite.
À l'inspiration, relevez le tronc et ramenez vos bras à l'horizontale. **Répétez cet exercice 10 fois, en changeant de jambe.**

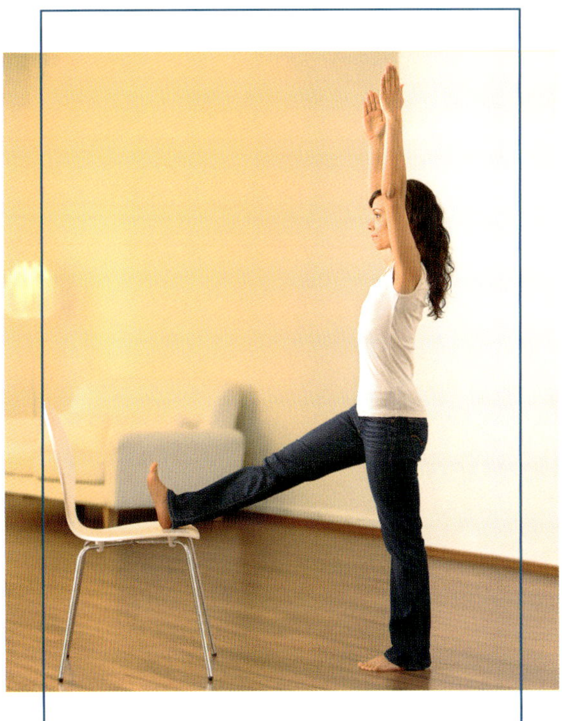

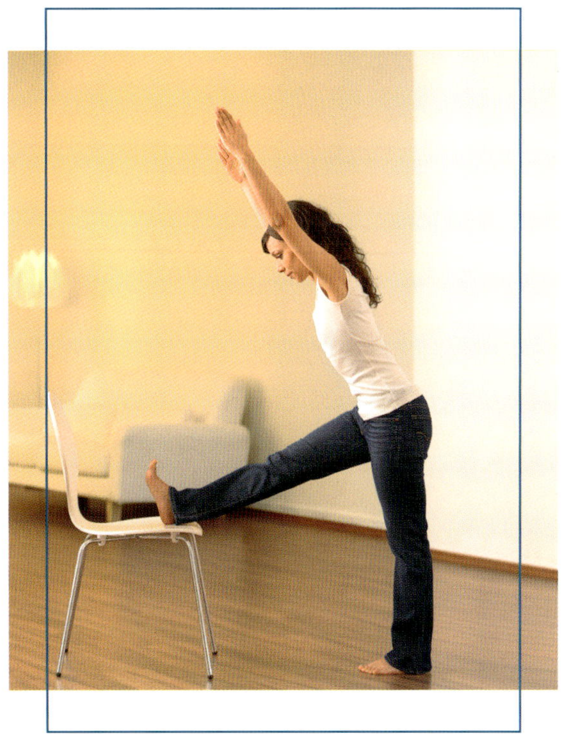

INDEX

INDEX DES EXERCICES

Les auteurs

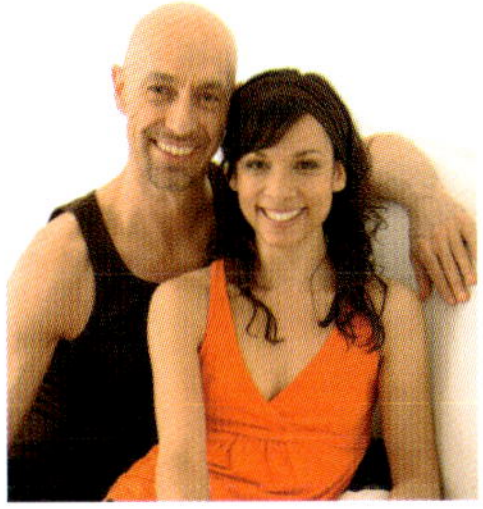

Wolfgang Mießner
Depuis plus de 18 ans, Wolfgang Mießner dispense des cours d'exercices physiques, axés sur la santé et s'intéresse activement depuis de nombreuses années à la méthode Pilates et au yoga. Professeur de sport et de gymnastique diplômé d'État, il est titulaire de plusieurs licences d'entraîneur en fitness et il est certifié Polestar Pilates Allemagne. Dans son studio de Munich, qu'il co-dirige avec Amiena, spécialisée dans le yoga et la méthode Pilates, il s'est spécialisé dans les cours de Pilates pour le dos.

Amiena Zylla
Professeur de gymnastique diplômée d'État, pédagogue de la danse et professeur de Pilates certifiée Polestar Pilates Allemagne, Amiena est forte d'une expérience de plus de 10 ans dans ces domaines d'activité. Dans son studio de yoga et de Pilates installé à Munich, elle donne des cours aux enfants et aux adultes, propose des programmes spéciaux et des ateliers aux femmes ainsi que des ateliers et des formations continues de Pilates.

Pour prendre contact avec les auteurs, connectez-vous au site : www.werkstatt-7.de

REMERCIEMENTS

> American Apparel Deutschland GmbH
Zollhof 10, 40221 Düsseldorf
www.americanapparel.net

> KAMAH - yoga & style
Verena Sapper
www.kamahyoga.com

Avertissement
Le présent livre a été élaboré avec soin. Cependant, toutes les informations sont données sous toute réserve. L'auteur et l'éditeur déclinent toute responsabilité quant à d'éventuels dommages pouvant résulter des informations fournies dans le livre.

Crédits photographiques	: Toutes les photographies sont de Ulli Seer.
Schémas	: Jörg Mair, München
Conception couverture et montage intérieur	: Véronique Guignard
Mise en page intérieur	: Sabine Fuchs, fuchs_design, Munich
Photographies couverture	: Jean-Pierre Duval
Relecture	: Mariette Jacquelin
Impression	: Delo Tiskarna (Ljubljana, Slovénie), achevé d'imprimer sept. 2009.

Dépôt légal : septembre 2009 - ISBN : 9782843503207

Dans la même collection : Yoga - Massage - Musculation -

Retrouvez nos ouvrages et projets sur nos sites web :

www.chocolanne.com

www.fait-maison.info

www.agriculteurdefrance.com

www.marin-pecheur.com

www.romain-pages.com

www.romain-pages.co.uk

Romain Pages Éditions
BP 82030 – 1A Parc Arnède
30 252 Sommières Cedex
France
e-mail : contact@romain-pages.com

Romain Pages Publishing
Lincoln House – 300 High Holborn
London WC1V 7JH
United Kingdom
e-mail : enquiries@romain-pages.co.uk